TRABAJA TUS EMOCIONES

PARA PARIR EMPODERADA

Crea la realidad interna para un parto consciente.

Por Tamara Chekaloff Zulet.

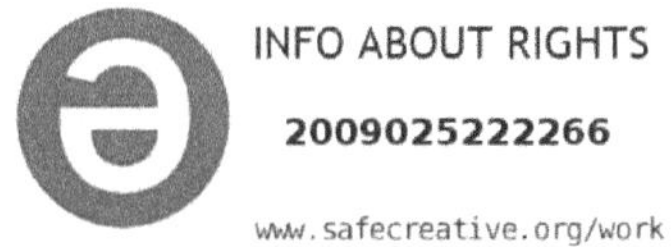
INFO ABOUT RIGHTS

2009025222266

www.safecreative.org/work

Agradezco a mis hijos, haberme elegido como madre y todas las enseñanzas que aún sigo aprendiendo de ellos, Paula Abril, Martina y Aryan, mis corazones caminando el mundo.

Gracias a los papás de mis hijos el respetarme y acompañar los nacimientos de nuestros hijos.

Agradezco a mi mamá el soporte y la ayuda corrigiendo el libro.

Gracias Britta, por ser la acompañante sabia, suave, cariñosa, responsable, alegre que acompaño a mis 3 embarazos.

Agradezco a la vida todo lo que he recibido.

INDICE

Dedico este libro a las mamás e hijos por nacer, ojalá las inspire retomar un espacio propio de amor y conexión.

También lo dedico a todas las matronas amorosas que respetan, alientan, acompañan, tanto a madres como a bebés en el momento más íntimo, frágil, intenso, vulnerable y maravilloso: El nacimiento.

En especial lo dedico a Britta, por ser todo esto en mis partos.

INTRODUCCIÓN

¡Hola!, bienvenida a esta red holográfica para ayudarte a conectar con la madre mamífera que habita en ti.

 Probablemente sea la primera vez que vas a tener un hijo o quizás ya hayas tenido uno o varios y estás buscando escuchar referencias positivas de partos.

Este es el objetivo de este libro, mi intención es que sientas la red positiva que he creado para ti en estas páginas, para que tengas más herramientas para vivir un parto lo más empoderado y consciente posible.

En nuestros orígenes como pueblos, como comunidades, las mujeres nos reuníamos, en redes integradas por las más jóvenes y las mayores, éstas últimas, eran las portadoras del conocimiento tanto del cuidado de la salud, como culinarios domésticos etc.

Cuando quedábamos embarazadas, las madres, abuelas etc., nos pasaban sus saberes. Más que nada nos recordaban o guiaban para tener una actitud interna de poder personal, en el parto, donde te transmitían seguridad y cuidados amorosos.

Durante el parto, el hombre, por lo general, se quedaba fuera protegiendo el hogar mientras su mujer era atendida por las mujeres de la comunidad en amorosa intimidad.

Los partos eran en un entorno privado, cuidado, por toda la red femenina y masculina, ya que cada una tenía una función.

Estaban los hombres cuidando, dando soporte, las mujeres que ayudaban a parir, las que ayudaban limpiando el hogar, las que cuidaban a los otros niños, las que cocinaban etc. Esto es una red.

Las redes complejas que teníamos en las comunidades se han transformado, estamos en momentos muy individualistas, nos encontramos, como madres, en ciudades, solas y solos, sin la información ancestral y con la presión de *"tener que"*, tener que trabajar, tener que cumplir con responsabilidades, tener que alimentar a nuestros hijos.

En el momento que quedamos embarazadas, se nos cae toda esa realidad encima, desconectadas y olvidadas de nosotras mismas, lejos estamos de saber que hay un instinto interno que tiene toda la información que necesitamos.

Nuestra red ancestral está rota, las madres y abuelas que antes nos daban soporte y confianza, ahora nos transmiten sus dramas y traumas, aportándonos un terror que nos aleja de nuestro poder personal.

Esta red, no solo está rota, sino que los trocitos a los que estamos conectadas están enfermos, debido a los siglos de dolor y maltrato, no solo a la mujer, a toda la red, tanto hombres como mujeres y en especial los niños, quienes así empiezan otra rueda de repeticiones.

Tanto los hombres como las mujeres, como sociedad valoramos demasiado la acción, la potencia, el poder sobre el otro, en detrimento de escuchar al otro, ser sensible, apoyar altruistamente, sabiendo que somos una red de individuos.

Hemos centrado nuestras acciones en la individuali-
dad aislándonos de la comunidad.

Desde esta perspectiva, cuando quedamos embarazadas, en cualquier reunión, donde se junten más de
dos mujeres, activamos esta red inconsciente ancestral y compartimos experiencias.

Suficiente que se te note la barriga del embarazo
para que se forme una reunión alrededor tuyo,
(mantenemos la experiencia inconsciente de las redes ancestrales) pero lejos de ayudarte a formar una
imagen positiva que te reencuentre con tu instinto
natural evocamos el dolor que hemos sufrido las mujeres en el parto.

Todas las mujeres y me atrevo a decir todas porque
es raro la que se contenga, recrean sus vivencias de
partos dolorosos, verdaderas torturas, historias de
cortes, maltratos normalizados dentro de la obstetri-
cia, en un momento que debería ser **patrimonio de
la humanidad** y cuidarlo como si fuera lo más importante del mundo, ya que este momento determinará
muchísimo las experiencias futuras del ser que nace

y en su conjunto de toda la humanidad. Estoy hablando del embarazo y **parto**, claro.

Esa futura madre que se enfrenta a toda esa historia de maltrato normalizará el parto como una tortura, condicionando de esta manera el suyo, más adelante verás la importancia de la visualización en la experiencia del parto.

Entiendo por qué pasa esto, es la manera que tiene nuestra red de sanarse, hablando, ¿cómo sino descomprimir tanto dolor?

Cuando uno cuenta sus experiencias negativas parece que de a poco se va sintiendo mejor con "eso "que ha pasado, escuchando a otras madres que sufrieron lo mismo. Siempre hablar de un trauma es terapéutico.

Pero de esta manera no se está pensando o sintiendo a la otra madre embarazada, se está pensando en uno mismo.

La embarazada primeriza que se enfrenta a esto, visualiza que el parto es dolor y empieza un mecanismo de defensa frente al miedo que va en detrimento del mecanismo natural del parto imaginándose cómo se protegerá de todos los maltratos que las otras mamas sufrieron, como si el parto fuera una agresión hacia ella misma.

Lejos de esto, **el parto**, es la oportunidad de reconocer y usar un poder que tienes dentro que es extraordinario y que te va a cambiar para siempre.

Por eso el propósito de este libro, es que recuerdes que existe dentro tuyo una fuerza GIGANTE QUE SABE TODO.

Quizás, ahora no lo recuerdes, pero en el momento indicado lo sabrás.

En este libro, cuento mi experiencia como madre, mis aprendizajes integrados con herramientas terapéuticas, mis ideales y todo esto lo comparto contigo. Porque me ha funcionado y he visto cómo funciona en otras mamás que, con una actitud positiva, pasaron por distintas experiencias de parto, tanto hospitalarias como no hospitalarias.

Quisiera aclarar que cuando me refiero a mamá y a papá, me refiero a la ***energía masculina*** que es de *acción, dirección, protección* etc. y a la *femenina que es de recepción, introspección, pasiva etc.*

No excluyo a las parejas del mismo género, hablo principalmente de la energía masculina representada en el padre y la energía femenina representada en la madre, pero que en parejas del mismo género están representadas también.

Lo positivo de estas páginas, es que te amplia la visión y muchas veces, nos relaja saber que a otra mamá le fue bien en su parto, pudiendo visualizar algo similar para nosotras mismas.

Desde mi visión personal, el parto debería ser un ámbito privado y experimentado en un entorno muy personal e íntimo.

Lamentablemente nos hemos alejado muchísimo de nuestra naturaleza, tengo la esperanza que de a poco vayamos recordando el camino y volvamos a empoderarnos de nuestros partos, quizás las próximas generaciones tengan partos en casa, cuidadas por todos, teniendo todo el sistema sanitario a su disposición, como en Holanda, por ejemplo, pero por

el momento podemos aceptar lo que tenemos y hacer el primer pasito, ***decidamos en nuestros partos.***

Este libro te servirá tanto si tienes tu bebé en casa, hospital, clínica o donde sea. Lo importante que quiero compartir contigo es la actitud interna que podemos trabajar para llegar a tener un parto cons- ciente y disfrutar de la llegada de estos seres mara- villosos que nos están haciendo el honor de venir a través nuestro.

Lo que puedas llegar a ver como recomendaciones de mi parte no es más que una aportación personal, experiencias que a mí me han servido y que com- parto aquí.

Nada está reñido con nada, verás que cuando una toma la actitud interna de que, ***"pase lo que pase, lo voy a vivir feliz y disfrutando"***, las cosas que sucedan serán alineadas a tu sentir.

La vida es mágica, amiga mía y cuando una más cen- trada está en una misma, abierta y reconociendo sus emociones para poder dar paso a la actitud positiva, todo se acomoda de una manera exacta, la mejor, in- clusive cuando suceda lo que no teníamos planeado.

Quisiera contarte que en estas páginas *no encontrarás consejos que* pretendan reemplazar la consulta médica o psicológica, simplemente es una fuente más de información que te amplia el campo de acción, pero que siempre has de pasar por tu tamiz interno. Ante cualquier duda consulta con tu matrona o doctor.

CAPITULO 1

PARTO- PODER
RESPONSABILIDAD

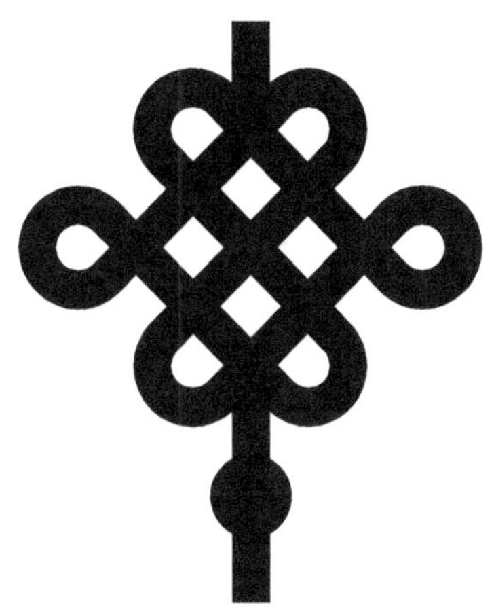

PARTO- PODER- RESPONSABILIDAD

Muchas veces cuando una mujer me cuenta, cómo ha transcurrido su parto, me queda la sensación de que se ha sentido impotente a todo lo que le ha sucedido durante el mismo.

Como si ella no tuviera un papel relevante durante el parto, como si no fuera parte de ella o fuera algo que le sucedió sin más, siendo cero responsables de los sucesos, como si le hubieran "extraído" al bebé.

Menos veces, pero cada vez más, escucho a otras madres que cuentan su parto como si ellas fueran la parte responsable de escuchar tanto al propio cuerpo como al bebé. Cuentan que "sintieron" cuando el bebé ya estaba preparado para nacer. Cuentan como escucharon y respetaron esas dos voluntades, el propio cuerpo y el bebé, que se unieron en un momento mágico para, uno abrirse y el otro salir.

En estas páginas te voy a invitar a hacerte preguntas, muchas preguntas que ojalá te lleven a ponerte en el lugar de mayor poder dentro del parto, de manera que cuando cuentes tu parto a otra embarazada puedas transmitir eso que hemos olvidado: **Nosotras parimos. La responsabilidad, disfrute, acción e inacción, es nuestra.**

El parto, es ese momento que estas esperando desde que te dijeron que estabas embarazada, esas horas que tienen la afluencia de emociones más variada que una puede vivir en esta vida.

Una metáfora del parto podría ser la organización de una fiesta, como el casamiento, por ejemplo: En el casamiento se tienen muchas expectativas, se organizan muchas cosas, se preparan, se visualizan, se sabe cómo lo quieres hacer y va a marcar tu vida cualquiera sea el desencadenante.

Como es solo UN día de festejo buscamos disfrutarlo, pase lo que pase, por más expectativas que tuvieras al respecto.

 La mejor actitud que podemos tener, una vez se desencadenó el parto es aceptar todo como viene, buscando mejorar la situación con el uso de la intuición, escuchar el cuerpo y tener una actitud resiliente.

En este aspecto me encantó el comentario de una mamá, en el curso de preparto de mi tercer hijo (¡Sí, siempre se aprende algo nuevo, con el tercer hijo también!)

Ella, ya había tenido a su bebé y fue a compartir la experiencia con el resto de las madres embarazadas.

Contó, que desde que quedó embarazada de su segundo hijo tomó la decisión de que su parto lo iba a disfrutar, pase lo que pase.

Su primer parto no había sido bueno, no solo por las intervenciones, sino que se había dado cuenta, luego del parto, que quizás ella podría haber estado de un humor que sea más positivo y se prometió que con el segundo hijo, no iba a pasar por lo mismo.

Decidió, que se iba a reír de todo, como si ese día fuera un día de fiesta, que iba a estar alegre en su parto, que lo iba a disfrutar, contó lo importante que fue esa decisión para ella y su marido, quien la ayudaba a sostener esa actitud alegre, sin presionarla, durante el parto.

Así fue como tuvo un parto largo pero que disfruto muchísimo, puso mucho hincapié en lo que le había ayudado tener esa actitud de aceptación, alegría interna y recogimiento, donde todo al final fue como le tocaba. El bebé nació bien, la madre y el padre lo pasaron bien.

Es muy importante *coger* **" nuestro parto por los cuernos"** y decidir, nosotras, qué queremos, para luego soltar esa decisión, estar abiertas a aceptar lo que pase con alegría, porque eso ayudará al bebé, principalmente porque es el más vulnerable, ya que no tiene opciones más que entregarse a lo que sucede y nosotras si podemos elegir tener una actitud interna resiliente que ayudará a todo el proceso, será mejor para nosotras y guiará mucho a las personas que nos asistan.

 Puede que suene fuerte, me dirás, que recaiga tanta responsabilidad sobre la madre, encima que va a pasar un momento intenso tiene que hacerlo con una sonrisa, pero eso no es a lo que me refiero.

Me refiero a estar en tu lugar interno de poder, de conciencia para recibir a un ser de la mejor manera para los dos, que en el parto estás tú contigo misma trayendo a un ser al mundo con la asistencia exterior que necesitas, pero eres tú la parte activa, poderosa actuando de forma pasiva, intuitiva y receptiva.

Vaya, vaya con el parto.

Ser *activa y poderosa* para poder estar *pasiva y receptiva*, tranquila, lo desarrollaré luego.

Desconexión de las mujeres y sus partos.

En las últimas décadas, a medida que la medicina avanzaba, las mujeres perdíamos cada vez más el lugar de poder, responsabilidad y confianza en los partos, que son un proceso completamente natural y auto desencadenante, suceden si o si, lo normal es que sea así.

En los últimos cien años las mujeres hemos ido teniendo partos cada vez más intervenidos, mientras olvidábamos cómo confiar en nuestros cuerpos y **en un proceso que es intenso, pero natural en**

nosotras, en el que estamos solas, porque nadie puede parir por nosotras, y en el que hemos delegado el poder a la medicina como fuente de sabiduría.

La medicina es muy útil, para tratar enfermedades, pero el parto no es una enfermedad. Es un proceso en que la mamá y el bebé estarán más seguros si ella es consciente de su responsabilidad en el parto. La medicina debería acompañar y respetar al máximo esa madre y bebé.

Siempre somos responsables, incluido cuando decidimos no decidir y cuando otro decide por nosotras, somos también responsables, de delegar esas decisiones.

Por esto, es importante que miremos si alguien va a decidir por nosotras "que" es lo que se decide y si está dentro de nuestro sistema de creencias.

Cuando me refiero a responsabilidad, lo hago desde el lugar de que estamos embarazadas y vamos a parir, nadie puede hacerlo por nosotras, todas las decisiones que tomemos o no, salen de nosotras.

No me refiero a una responsabilidad en plan juzgar si lo que se hizo está bien o mal, sino más bien una responsabilidad con respecto a tomar *la decisión más acertada para nosotras mismas y el bebé.*

Para mí, no hay decisiones correctas o incorrectas, por ejemplo, hay mamás que necesitan tener un médico que les diga que hacer en cada momento, sino no se abren internamente y el parto se alarga porque el médico no llega.

Hay mamás que se sienten muy violentadas por la presencia de más de 1 o 2 personas en el paritorio y no quieren el médico en la sala sino a la matrona que le respete el espacio y la deje hacer lo que siente.

Al final, *lo que importa es que cada mamá se conozca lo más posible antes del parto, para poder tener "eso" que le de la seguridad, tranquilidad y armonía para abrirse internamente antes del gran momento. Así, éste se desencadenará con todos los beneficios que tienen los partos naturales.*

Durante el parto, no puede haber guerras entre doctores, matronas y madres. La madre y el niño deberían ser muy respetados en el entorno hospitalario.

La mujer necesita estar lo más abierta posible, en todos los aspectos físico, mental y espiritual.

Las intervenciones deberían ser las mínimas y necesarias, en ambientes sanos, tranquilos, cálidos, íntimos. Con tonos de voz suaves, con tactos suaves y consentidos previamente por la madre.

El bebé debería nacer y estar al cargo de la madre, en la medida de lo posible, piel con piel, desde el momento cero, mamando para ayudar con la expulsión de la placenta, las intervenciones en esos momentos deberían ser muy cuidadoso, como se protegen los bienes de la humanidad para la UNESCO.

El parto y primeras semanas del bebé deberían ser cuidados por toda la comunidad, ya que establecerá la capacidad de conexión entre el bebé y el mundo, que es la mamá, la capacidad de amar, de sentir al otro, de conexión con el otro.

Crear nuestro nido

Crear nuestro nido.

Hay un hecho que olvidamos continuamente, somos mamíferos, somos animales con un cerebro más desarrollado que los otros, por lo que hemos creado cosas que nos han hecho olvidar que somos animales. Planificamos, analizamos, prevemos, etc.

Tenemos este tipo de inteligencia analítica que sobrevaloramos y tenemos la inteligencia animal, instintiva, que es automática e inconsciente, muy precisa y que la descartamos, en general no es valorada.

La inteligencia analítica, es posible gracias a las neuronas del neocórtex tanto del prefrontal, relacionado con la planificación y prevención como otras zonas del neocórtex.

También, tenemos estructuras en nuestro cerebro que son tan antiguas que comparten similitudes con los reptiles. Todavía somos animales mamíferos, pero al rechazar nuestros impulsos naturales, lo único que hacemos es lastimarnos, ya que vamos en contra de nuestra propia naturaleza.   Podemos negar nuestra naturaleza animal, pero no por eso vamos a dejar de ser lo que somos: Mamíferos con un cerebro analítico con capacidades de prever, planificar, también somos espirituales e instintivos. Usemos esas cualidades o no.

El parto, es el contacto con nuestra parte animal, mientras más lugar le demos a nuestros instintos, sensaciones, intuiciones, más probable es que escuchemos lo que realmente este pasando en nuestro cuerpo, lo que dará lugar a partos más saludables.

Hacer nuestro propio nido es parte de esto.

No importa donde sea el nido, hemos visto en la naturaleza que existen nidos hasta en los lugares más insólitos. Lo importante es que lo creemos nosotras mismas, con nuestros elementos.

Ahora lo voy a traducir a los tiempos modernos. Lo lindo es hacerlo de forma consciente.

Crear nuestro nido es algo personal, de hecho, a lo largo del embarazo, vamos haciendo unos cambios en nuestro entorno, en nuestra casa, para adaptar la llegada del bebé, pero nos saltamos la parte del parto como si no fuera parte del proceso.

 El parto es maravilloso cuando es en nuestro nido, podemos crear un nido en nuestra casa que sea extensivo al lugar que elegiremos para el parto.

Para esto, en tiempos modernos, crear un nido, es darle el espacio virtual interior. Es permitirte, sentir donde te gustaría tener a tu hijo, buscar opciones, ver cómo es, cada lugar, elegir opciones adaptadas no tanto a tu querer intelectual sino a tu sentir en intimidad.

Esto es importante, lo pongo en negrita, es la clave del parto: **cuando decidas dónde, cómo tener tu parto, que sea una decisión desde tu sentir en intimidad.**

Es un acto de honestidad interna, intima contigo misma,

 No te presiones, cuando algo te hace ruido, dale espacio, no solo viendo si hay otras opciones, sino sabiendo en tu interior, que es lo que te hace ruido, escúchate, esto significa: **siente.**

Deja que surja lo que sientes. Solo siente y deja espacio interno sin juzgarte para escuchar que hay ahí, a veces es cuestión de estar atenta un par de días a las sensaciones, respirarlas, hablarlas, sacando sin pretender encajarlas. Confía en ti.

Haciendo el nido- *Información como fuente de poder.*

Cuando quedamos embarazadas lo único que sabemos a ciencia cierta es que: **"el bebé va a nacer"**.

Por lo que las mamás solemos preocuparnos muchísimo por el parto, pero solemos dejar la gestión completa del parto a los médicos de la clínica o del hospital.

Quizás asistimos a cursos pre- partos, los cuales suelen ser informaciones de tipo físico, dan tips, te cuentan las distintas intervenciones convencionales, todo esto es muy útil. Son raros los que te ayudan a preparar tu parto como algo que te pertenece, que puedes entrenar tus actitudes de apertura emocional, mental etc.

Aquí te voy a dejar un resumen de los puntos, importantes para mí, para tener en cuenta para preparar el parto. Busca información, hoy en día internet nos da muchísimas posibilidades de acceder a la misma, pero también la lectura de libros te introduce en un camino que te da mucha información.

Finalmente reunirse con distintos profesionales, de distintos ámbitos, charlas con madres resilientes que hayan pasado por partos empoderados, son fuentes de información muy útil.

 Nota: Cuídate de los cuentos de partos traumáticos de otras madres, entiende que es su experiencia y que no, necesariamente, te tiene que pasar a ti, cada parto es único.

En mis embarazos, me he cuidado muchísimo de los comentarios negativos, de experiencias negativas de otras madres. Inclusive me imaginaba que se me ponían orejeras que filtraba lo negativo. Ninguna madre debería sugestionar a otra con experiencias negativas propias, deberíamos ser responsables de nuestros traumas y gestionarlos con las personas apropiadas, así podríamos compartir nuestras experiencias sin predisponer a otras madres embarazadas a experiencias negativas.

Prepara tu parto desde lo físico, busca información.

Es interesante buscar información sobre el proceso
de parto a nivel físico. ¿Cómo sucede, cuando se desencadena el parto?, ¿cuáles son los distintos tipos de
partos?: Parto natural, parto intervenido, cesarías
pros y contras.

En este aspecto te recomiendo mirar las distintas
fuentes de información, muchas veces hay intereses
económicos que defienden las intervenciones, yo
suelo decantarme por lo que está más cercano a la
naturaleza, en la medida de lo posible, cada caso es
único, es mi manera de" hacer "en la vida, pero como
dije antes, es importante ser coherente con lo que
cada uno siente y buscar la propia alternativa.

Para mí, mientras más cerca de lo natural, el cuerpo,
que hace millones de años que pasa por el proceso
de parto, tiene más posibilidades de hacer bien su
trabajo, aunque esto es una decisión muy personal y
respetable, lo importante es que te sientas tranquila
y feliz con tus decisiones.

Las buenas clases de preparto te enseñarán todas las opciones de parto, así como contarte el proceso psico-físico que sucede durante el parto.

Información de maternidades, hospitales, clínicas o partos en casa.

Busca información del lugar donde te gustaría que nazca tu hijo y sus protocolos, cuanta libertad de acción tendrías en ese lugar y cómo acceder a este, cuánto tiempo tendrías que emplear para llegar a ese lugar desde tu casa. Todo esto te ayudará a crear tu nido para el parto.

En los hospitales de España suelen ofrecer un plan de partos con información de los procedimientos, en el cual, también te informan cómo se desencadenará el proceso de parto, las madres los rellenamos con nuestras elecciones y lo entregamos antes del último mes para que esté en tu historia clínica el día del parto, lo respetan, en la medida de lo posible.

Si en el hospital o clínica, no ofrecen planes de parto, infórmate de sus procedimientos a través del matrona o médicos que te atienda, pregúntale si hay opciones de expresar cuales serían las intervenciones que te gustaría o no tener en tu parto, si puedes dejarlas de alguna manera asentada para que se tengan en cuenta.

Estamos en un momento difícil en las instituciones sanitarias, porque hay lugares donde los procedimientos son muy rígidos, los médicos y matronas de esos lugares suelen ser igual de rígidos, en estos lugares los partos suelen tener intervenciones innecesarias.

 Busca y evalúa los pros y contras de asistir a estos lugares. No te agobies, confía en que llegará la mejor opción y si tienes que asistir a estos lugares de todas maneras, infórmate bien de los procedimientos, consulta cuales son estrictamente obligatorios para ellos, cuales son más flexibles.

Hay algo que debería ser básico en todos los hospitales o clínicas y es tener libertad de movimientos, un parto de la forma más vertical posible ya sea caminando, en el preparto, y aunque sea sentada en el expulsivo ayudará a que sea un mejor parto.

Siempre hay muchas opciones, en la vida, para todo, si ves que el hospital o clínica es muy inflexible, que no te da libertad de movimiento en el parto que es lo más importante para que el parto se desarrolle bien, permítete imaginarte otras opciones, quizás pasar el último mes de embarazo en otro lugar (como casa de algún familiar) cercano a otro hospital o clínica con más libertades, quizás hacer el preparto en casa con una matrona que te acompañe e ir al hospital más cercano con menos tiempo.

Infórmate, luego mira que te gustaría más, antes de tomar una decisión.

La Organización Mundial de la Salud recomienda un parto humanizado.

En el año 2018, la OMS (Organización Mundial de la Salud) informó una serie de recomendaciones para la atención de las mujeres embarazadas y sus partos.

Estas recomendaciones van dirigidas a las responsables políticas de salud pública de todos los países, así como las organizaciones, hospitales, parteras o matronas, médicos etc. Toda persona o institución vinculados con la atención de la mujer embarazada.

Es importante lo que plantean estas recomendaciones, ya que se refieren a centrar la atención en torno a la mujer, dándole voz en un entorno hospitalario, pudiendo acceder al parto humanizado y respetado.

Es un argumento que tenemos a nuestro favor al momento de comentar con el sistema médico que elijamos para tener el parto. Doy por obvio que cualquier parto en casa cumple con estas recomendaciones también.

En el siguiente enlace puedes acceder a las indicaciones de la OMS.

https://apps.who.int/iris/bitstream/handle/10665/272435/WHO-RHR-18.12-spa.pdf?ua=1

Los partos en casa

Los partos en casa requieren:

- Una madre en estado de salud optimo al igual que la evolución del embarazo

- Un profesional cualificado para la asistencia, que suelen ser matronas con experiencia de partos en casa

- Estar cercano a un centro hospitalario y en un lugar accesible.

- Tener un medio de transporte en condiciones disponible las 24 hr.

- Cierta infraestructura y un alto nivel de higiene, para que sea un parto seguro.

Busca información con matronas con experiencia en partos en casa, ellas te darán toda la información para no correr riesgos innecesarios.

Los partos en casa son una experiencia única, rica, íntima, divertida, familiar, feliz.

Tener un parto en casa es normal en países como Holanda, la seguridad social de Holanda, por ejemplo, te da la opción de tener el bebé en casa y se desplaza a tu vivienda los medios necesarios, matrona, doctor, asistenta etc. Son países que contemplan un sistema más relajado y natural, saben sus beneficios.

Un parto en casa tiene que hacerse con un alto grado de seguridad interna, responsabilidad, entrega y consciencia, sobre todo.

Se tiene que contemplar conscientemente toda la planificación y organización antes del parto, para que cuando suceda todo funcione con fluidez y nosotras nos podamos centrar en el parto.

Se podría hacer si el embarazo es normal y sin ninguna patología.

Los controles durante el embarazo para corroborar que todo es correcto son necesarios para prevenir cualquier patología que pudiera complicar un parto en casa.

Sabrás si puedes tener el bebé en casa en la última revisión. Yo iba preparando dos posibles partos uno en casa, que era el que quería y me iba preparando por la posibilidad de que fuera también en el hospital.

Esto también aporta flexibilidad mental. Me imaginaba y visualizaba un parto feliz, trataba de no enfocar el lugar para dar cabida a la posibilidad de que fuera en cualquier otra parte, así no generar frustración si el parto no era donde yo quería que fuera.

Esta actitud de apertura y flexibilidad es muy importante para el buen desarrollo del parto.

Aunque no comulgo con tanto control exagerado en el embarazo, no necesariamente se tiene que medir todo para que salga bien.

Me refiero a que, hemos evolucionado hacia una sociedad que sobre valora el control y "lo científico", entonces los embarazos y partos son también super medidos y controlados.

Estas mediciones y controles son realizadas con el argumento de la prevención.

Yo he medido y controlado mis embarazos, no estoy promulgando no controlar el embarazo, sino que estoy compartiendo un pensamiento referente a que quizás hemos cambiado el poder sobre nuestros cuerpos, el conocimiento sobre nosotras mismas por resultados y analíticas.

Vivir pendiente de todos los resultados en cada trimestre nos pone en una situación de ansiedad que nos aleja de nuestro propio empoderamiento.

La actitud que más me sirvió en el último embarazo, en el que tuve diabetes gestacional, fue hacer los controles, pero no obsesionarme con los resultados, requiere madurez de nuestra parte.

Solo quería dejar esta reflexión para que cada una se haga las preguntas necesarias.

Información de proceso de parto.

Otra cosa que debes tener muy clara es lo que va a pasar en tu cuerpo cuando vas a dar a luz a tu hijo. El proceso fisiológico del parto.

No voy a desarrollar este proceso, te voy a dejar la lista de libros que me ha servido a mi para comprender lo que pasaba.

En los planes de parto de España está muy bien explicado, si no eres de España te dejo un enlace para que lo leas ya que me parece que incluye información muy buena. Quizás puedas compartirlo con la persona que te asistirá en el parto, doctor, partera etc.

https://www.mscbs.gob.es/organizacion/sns/planCalidadSNS/pdf/equidad/planPartoNacimiento.pdf

Saber cómo se desarrolla el parto te ayudará a:

1- *Te dará seguridad*

Si sabes cómo se desarrolla el proceso, verás que mientras menos se intervenga mejor se desarrolla, mientras más tranquila, con apertura mental, todo sucede solo, si sabes lo que está pasando no retendrás el dolor, no te resistirás, entonces no te endurecerás obstaculizando el proceso natural, sabrás que todo sucede solo.

 Esa seguridad interna es clave.

Antes en las sociedades matriarcales, en las tribus, esa seguridad nos la transmitía nuestra madre y abuelas con relatos amorosos, los tiempos cambiaron y ahora a algunas nos deja más tranquila la investigación científica, pues eso, busca esa seguridad con información de cómo se desarrolla el proceso del parto.

2- *Informarte te hará visualizar al parto*, lo que va entrenando a tu cerebro para ese momento. Hay mucha investigación al respecto de la visualización y el entrenamiento de músculos específicos. La visualización en este caso es para que proyectes en tu cerebro la certeza de que se desencadenara el parto de forma segura, feliz.

3- informándote podrás ***decidir qué nivel de intervención quieres en tu parto*** de acuerdo con información certera. Desde mi punto de vista las intervenciones no son necesarias, hasta que son necesarias, pero si eres de las mamás que se quedan más tranquilas con las intervenciones esto será lo mejor para ti. Recuerda que no importa tanto el "cómo" se hace sino como tú te sientes con eso.

Si te deja más tranquila la intervención ama las intervenciones, pero contempla amar la falta de intervención también para que tu cerebro no se cierre a unas pocas opciones, lo mismo si contemplas que no te hagan ninguna intervención.

En el parto, tendríamos que ampliar el zoom para incluir TODO en nuestro universo personal y así pase lo que pase amarlo en ese preciso momento.

Te recomiendo la lectura de los libros de Michel Odent, a mí me han servido muchísimo:

- Nacimiento renacido.
- El bebé es un mamífero.

Información emocional, espiritual, energética.

Somos seres, también, espirituales y energéticos pero este aspecto de nosotros no solemos integrarlo en nuestra conciencia, en nuestras vidas, por lo menos no la mayoría de las personas.

Nos ayuda muchísimo, en el parto, tener integrada nuestra fe en ALGO, será esa inyección de confianza.

Si crees en algo, religión, energía, lo que sea entrena esa conexión durante el embarazo para que cuando llegue el momento del parto todo tu sistema responda a tus creencias.

Entrenar la conexión con oraciones, repeticiones, pedidos, agradecimientos te dará confianza en el proceso.

Si no crees en nada, entrena la confianza y fe en ti misma, es lo mismo.

Busca información de las herramientas que te puedan ayudar a generar fe en tu sistema.

La fe es ese sostén que utilizaremos ante situaciones inciertas.

Se puede usar cualquier herramienta, religiosa, agnóstica, cualquiera lo importante es SENTIR la confianza de que lo que viene es lo que necesitamos y que todo está bien, así nos podremos relajar y abrirnos internamente. Si logramos sentirnos así, relajadas y con actitud abierta el parto se desencadena naturalmente con tiempos propios y con bienestar.

En los siguientes capítulos encontraras distintas técnicas de autohipnosis, visualizaciones etc. que te ayudarán a entrenar tu mente y espíritu.

CAPITULO 3

MIS DE PARTOS.

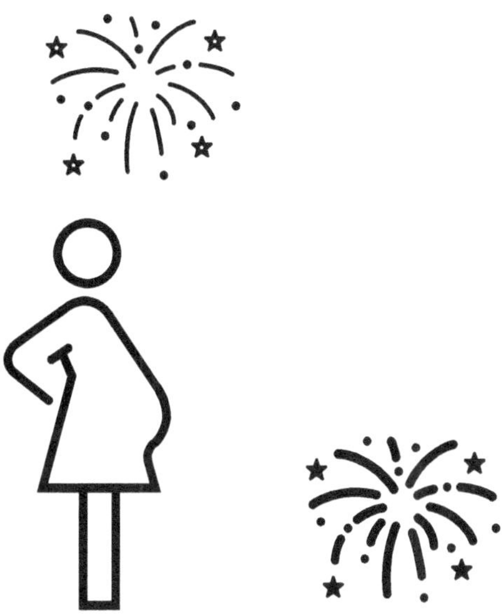

Experiencias felices.

Siempre quise contar en detalle mis partos, porque los he disfrutado muchísimo, este capítulo es para contarte mis 3 partos, la llegada de mis 3 hijos maravillosos: Paula, Martina y Aryan.

Creo, que es bueno que volvamos a reestablecer nuestras redes positivas, que nos regodeemos en las imágenes de partos felices y positivos, que le demos un nuevo sentido al dolor y que confiemos ampliamente en nuestros cuerpos, en la naturaleza, en el proceso del parto y en la alegría de transitar una experiencia única, poderosa y feliz.

Por esto te cuento mis experiencias con el parto de mis 3 hijos, para que te ilusiones y creas en ti misma.

Hay muchísimas mujeres y cada vez más y más, que se han empoderado de sus partos, dejando las excusas de lado y buscando su nido, con las condiciones que tenían.

Es cierto que en muchos lugares los hospitales son muy restrictivos todavía, pero tú eres libre y puedes elegir, elije, busca información, ¡empodérate!

Lo más importante que quisiera que registres es la actitud interna lo que va a hacer que el parto sea una experiencia" ***bien tuya***", no importa el lugar donde sea el parto, crear un entorno saludable, donde te respeten y tu actitud es lo más importante, ser lo más resiliente posible, abierta y confiar en tu cuerpo, serán factores importantes.

Es bueno empezar a practicar la resiliencia y usar todas las herramientas disponibles para lograrla.

Voy a hablar más de esto en los próximos capítulos.

Aryan, mi tercer hijo, quien me saco de todos mis discursos establecidos. El poder de la resiliencia.

Empiezo a contar la historia de mi hijo Aryan, es mi último hijo.

Yo siempre fui muy defensora del parto en casa, porque mis dos hijas habían nacido en casa, la experiencia había sido tan hermosa que lo veía como casi la única manera de parir de forma feliz.

Sinceramente, me daba mucho miedo el sistema hospitalario, en la época en que tuve a mis hijas, se contaban de los hospitales historias que daban realmente miedo, como centros de tortura prácticamente. Por lo que mis dos experiencias anteriores a Aryan fueron partos felices, hermosos en casa.

Quedé embarazada de Aryan cuando tenía 38 años y estaba en plena expansión de una agencia de viajes. Muy centrada en este aspecto creativo y saliendo de casa con muchos viajes, algunos para promocionar la agencia y otros para clientes.

Un día de octubre de 2018, estaba en Marsella, Francia con unos amigos de Estados Unidos, un jefe

Lakota que estaba recaudando fondos para comprar tierras sagradas y volver a sus raíces culturales.

 Estábamos en esta gira en Francia, cuando empecé a sentir los síntomas del bebé golpeando las puertas, es decir nauseas etc. La comida me empezó a saber rara, ya reconocía esa sensación de *"esto me encanta y esto lo odio"* que me causa la comida cuando estoy embarazada.

Cuando llegué a Ibiza, donde vivo, me hice la prueba de embarazo, un poco pensando que estaba exagerando, ya que con mi marido teníamos nuestro método anticonceptivo, el cual nos era muy leal... hasta que dejo de serlo.

Siempre, con mi marido, decíamos que nos faltaba el varoncito, que nos íbamos a quedar con las ganas. Pero no nos quedamos con las ganas de nada.

Dio positivo el predictor.

No voy a negar mi proceso de resistencia, sabía que un bebé requiere toda la atención de la mamá, se entra en una profunda entrega que dura todo el embarazo y por lo menos 2 años, en mi experiencia.

Así que fue duro asumir que no tenía la energía para continuar con el inicio y expansión de mi agencia de viajes y tener un bebé, parto, maternaje etc.

Si tenía que elegir dónde poner la atención, ganaba mil veces ponerla en mi bebé. Pero tuve que hacer el duelo de la experiencia creativa que tenía con la agencia de viajes.

También contaba que tenía 2 hijas una de 17 y otra de 8 años que requerían mucha atención.

Fue duro hacer ese duelo y dejarme SER en el embarazo, dejar el HACER LABORAL para mínimos indispensables, emprender ese camino de soltar y ser, solo ser.

Me llevo unos cuantos meses de mucho llanto. Por lo menos fueron 4 o 5 meses. Hasta que logre entregarme. ¿Cómo? Confiando.

Confiando. No soy religiosa, pero tengo mi propia espiritualidad, es un aspecto para reconectar cuando estamos embarazadas, si no lo tenemos.

Simplemente me entregué confiando, en mi parte espiritual, en que todo iba a estar bien, confiando en que ahora no lo tenía claro pero que llegaría lo necesario y estando atenta a las señales.

Avisé a mis clientes, cerré la agencia de viajes sin fecha de reapertura. No fue difícil, al final era un alivio porque necesitaba la mayor cantidad de energía para mí, mis hijas y mi marido en esta aventura que se avecinaba.

Mi marido fuerte al lado mío, también paso por su proceso. Es importante escuchar lo que nos pasa, no negar esas emociones que son políticamente incorrectas en estos momentos.

Fueron unos meses difíciles, pero los vivimos con la mayor conciencia que podíamos. Si te lo imaginas idílico, no lo fue, tuvimos muchos tumultos hasta que llegamos a la armonía.

Cambio de planes: Parto Hospitalario.

A los 5 meses de embarazo me diagnostican diabetes gestacional, yo quería tener al bebé en casa.

Para lo cual, mi manera de llevar a cabo un parto domiciliario era hacerme todos los exámenes en el sistema de salud, si todo estaba dentro de la normalidad, tenía el parto en casa. Pero en el caso de Aryan, me diagnosticaron ***diabetes gestacional***, ya había un riesgo, decidimos no tenerlo en casa, tenerlo en el hospital, dado que estaba el riesgo de que Aryan acostumbrado a generar niveles altos de insulina debido a mi diabetes gestacional cuando naciera podía hacer hipo glucemia.

Ante este riesgo decidimos tenerlo en el hospital de Can Misses, así sería atendido rápidamente en el caso de que se complicara por la diabetes.

La matrona, con la que había tenido a mis hijas, Britta y otras mamás, que habían tenido a sus bebés en esas épocas en el hospital, me contaban del gran cambio que había ocurrido en la maternidad del hospital, respetando a la madre y al bebé, pero aun así no terminaba de estar tranquila.

Me enfrenté a mis miedos, me propuse conocer el hospital, la nueva manera de funcionar con respecto a los partos, pedí información de los protocolos, asistí a las clases de prepartos y asistí al recorrido de los paritorios.

Frente al miedo, la información es lo mejor para combatirlo.

El hospital ofrecía hacer un "Plan de Partos" donde te preguntaban como querías que sea tu parto y el nivel de intervención que uno quería. En la medida de lo posible buscarían respetarlo.

Pasaron los meses, me cuidé en el embarazo, natación, dieta, hablar de lo que me pasaba, algunas terapias para tener recursos, me preparé emocionalmente, entrenando el registro interno, entrenando la aceptación, la fe desde la curiosidad utilizando la confianza en la vida, visualización y las demás herramientas que encontrarás en los próximos capítulos.

Finalmente, llegó la última revisión Obstétrica, el equipo del hospital de matronas y matrones es de un nivel de respeto, amabilidad, son, cuidado que me llenó de orgullo, son gente muy consciente y amorosa.

En esa última revisión la matrona del hospital sintió que se me había roto la bolsa.

Yo no sentí que se rompiera, pero decidí escuchar, estar consciente, respetarme, sin pelear con el sistema, porque al final es donde si o si, nacería mi hijo, no quería gente enfadada a mi alrededor, así que no generé malentendidos, deje que se expresaran los protocolos a seguir, pero estaba muy atenta a lo que me pasaba. Le dije, siempre desde la amabilidad, el respeto, que yo no sentía que se haya roto la bolsa, no caía agua a pesar de que me movía bastante.

Ella me dijo que podía ser, porque Aryan, podía haber tapado con la cabeza la fisura, no saldría agua por eso.

Quedé en observaciones con la idea de que si no se activara el parto me lo inducirían.

Obvio, no quería que me indujeran el parto, estaba en la semana 40, entonces ellos decían que podía nacer sin problemas porque el bebé ya estaba maduro.

Pero yo soy de la idea que los niños nazcan cuando ellos quieran, no me gustan los partos con inducciones, la oxitocina sintética que se suele administrar para inducir, provoca unas contracciones que no tienen nada que ver con las naturales en intensidad del dolor, ritmo y eficacia de las contracciones naturales, por lo que te suelen sacar del proceso del parto natural y ahí no queda otra que las intervenciones, anestesia dado que el dolor es mucho más fuerte, empieza todo lo ya conocido en partos intervenidos.

Los bebés suelen sufrir más con las contracciones con oxitocinas porque son mucho más intensas que las naturales, más seguidas y sin la intermediación de las endorfinas que modulan el dolor de las contracciones naturales.

Las contracciones naturales son provocadas por oxitocina natural, tienen un ritmo adaptado a la mamá y al bebé, es como una danza interna, se liberan a la par de la oxitocina, endorfinas que modulan el dolor, duele, porque el dolor nos habla, nos explica como movernos, pero es un dolor modulado por las endorfinas.

Volviendo al parto de Aryan, quedé en observación todo ese día, sentada en una pelota de pilates haciendo movimientos circulares, con aromaterapia, cantar para relajar la pelvis, relajándome, intentando que el parto se desencadene naturalmente para que no sea provocado. Todo esto en un ambiente de intimidad y con mi marido para asistir.

Los bebés de madres con diabetes gestacional son más grandes de lo habitual, por lo que en el hospital preferían que lo tuviera provocado lo antes posible, para prevenir complicaciones en un parto vaginal debido al tamaño.

Por la noche con una matrona, divina, probamos la técnica de **manteo** para provocar el parto, consiste en envolverte con una manta y con un masaje hacer que el bebé encaje para que provoque contracciones.

 No era el momento de nacer, porque ni, aun así, el bebé mostró signos de querer nacer.

A la mañana siguiente, vino el jefe de matronas. Me dijo: "Hay 2 opciones, **inducir** el parto de manera

artificial con oxitocina artificial o **hacer varias pruebas** para ver si la bolsa estaba rota".

"Las pruebas!" Dije sin dudarlo.

Me hicieron 3 pruebas para ver si la bolsa estaba
rota, y la bolsa no estaba rota.

Me gustó la humildad de las matronas, porque se
sentía que la finalidad no era tener razón, sino el
buen desarrollo del parto. Me pude ir a casa.

Habíamos establecido que si no nacía en 1 semana
tendríamos que intervenir porque el bebé era
grande.

La semana próxima, el día 25 de junio empecé con
contracciones más fuertes, eran las 18 HR. Estuve en
casa un rato tranquilo, caminando, me duché.

 Fuimos con mi marido al hospital, no eran contracciones muy fuertes y había poca dilatación, me dijeron que podía salir a caminar, así que salimos del
hospital caminando, fuimos a tomar un té y camina-
mos.

En cada contracción parábamos un ratito, no eran muy fuertes, eran las preparatorias, no eran las buenas, como digo yo.

Volvimos al hospital a la hora que nos dijo la matrona, para controlar como estaba la dilatación, palpó y seguía igual, así que nos fuimos a casa. No vivimos lejos del hospital, estábamos a 5 minutos.

Comimos rico y liviano, mis hijas estaban con la tía Giselle, así que nos relajamos y disfrutamos de la cena.

Controlaba mucho las contracciones, estaba muy pendiente y me estaba estresando, así que decidí dejar de controlarlas, al final no va a ser por controlarlas que se produzcan, me relajé, solté toda la situación, se cortaron las contracciones y me dormí viendo una película en el sofá y me fui a la cama sobre las 12 de la noche.

A las 3.00hr. de la mañana, me senté con una contracción muy fuerte, empecé a caminar y respirar suavemente ¡Eran las contracciones buenas!

Espere 20 minutos de contracciones antes de despertar a Pablo, mi marido.

Esta parte es bastante graciosa, yo la recuerdo y todavía la disfruto. Fue un momento de complicidad, poder y un poco de locura.

Salimos de casa al hospital, Pablo estaba yendo por un camino muy transitado, por la ciudad, Ibiza, en temporada, en la ciudad, más por donde vivíamos nosotros, ¡es un caos de gente!

Mi vena controladora hizo presencia en la situación, pero sabía que si estaba en control estaba fuera de mi cuerpo, entonces solo atine a decirle: por la ciudad no por fa, vamos por la autopista que es más rápido.

 También para que el supiera que estábamos en Urgencias a pesar de mi calma.

Así que fuimos por la autopista.

Llegamos al Hospital y buscamos un aparcamiento.

Encontramos el perfecto, donde otros coches no le iban a pegar portazos, ¡el sol no le daría hasta la tarde!, fuimos caminando 200 metros hasta la entrada de urgencia.

Estábamos muy tranquilos, ya las contracciones eran muy fuertes realmente.

Llegamos al hospital alrededor de las 4.00 HR. me palparon, estaba de 9 cm. De dilatación ya estaba lista. Así que me subieron al paritorio, con Pablo.

El paritorio es una sala privada, con luces tenues hay pelotas para sentarse, la cama se convierte en un sofá super cómodo como de reina, donde puedes tener el parto sentada.

Puedes hacer en ese paritorio lo que sientas, poner música, tu aroma con difusor, la matrona está ahí para asistirte, te ayuda te recomienda posturas, es un placer.

Los doctores no están presentes. Solo se los llama si se necesita de ellos.

 Hay mucha intimidad, recogimiento, silencio, respeto.

Obvio, el ambiente tiene cierta frialdad que no tiene casa, es difícil de transmitir, en casa hay una calidez única para cada uno. Pero, aun así, el hospital era mil veces mejor en estas condiciones que a lo había antes.

Finalmente, en el paritorio, cada contracción era más intensa.

En cada contracción caminaba y cuando llegaba la contracción me sostenía de una mesa o de alguien para relajar el cuerpo en la contracción, me imaginaba que el dolor era agua y yo el rio que no hacia ninguna interferencia, solo dejaba que pase, me sostenía una mesa que había. Respiraba y soltaba, dejaba que pase a través de mí el dolor, no ofrecía ninguna resistencia. Es una buena técnica. En una contracción sentí que ya venía. Una lo siente, lo sabe. Son como muchas ganas de pujar, casi que el cuerpo puja solo.

Me senté en ese trono divino que se había convertido la cama, me sostenía la espalda yo estando sentada, las piernas se articulaban también y quedaba por debajo un poco de colchón para recibir el bebé, es genial. Aparte de cómodo, es placentero y divino.

Sentí que venía y la matrona me dijo:

"Me pongo en el costado porque ya me han mojado varias veces con el líquido amniótico", lo dijo entre risas, ¡pues al acabar de decirlo la bolsa exploto! Literalmente una explosión de agua.

 Nos reímos, esta vez tubo reflejos y no se mojó con el líquido.

En ese momento, él bebé ya sacó la cabecita. Luego vinieron dos pujadas más, una en la que salieron los hombros y otra en la que salió el culito.

Lo cogió la matrona y me lo puso en el pecho, en el momento se prendió, succionaba muy fuerte, era hermoso y muy grande.

Mientras nos olíamos y reconocíamos, él ya estaba prendido al pecho y hoy en día sigue igual jajajaja. La matrona esperó a que termine de latir el cordón y Pablo lo cortó.

Yo empecé rápidamente con el parto de la placenta, fue muy rápido también. La matrona me la mostró.

Era una placenta enorme. La matrona miro y me mostro que había salido entera.

Le di las gracias a esta bella placenta, por alimentar y cuidar a mi bebé.

Luego, mientras Pablo tenía al bebé, lo pesaron. ¡Era un bebé muy grande peso 4,750kg!

No me hicieron ni un punto, no tenía desgarros, solo raspones, que se curan solos.

Las mediciones de glucosa del bebé fueron un poquito bajas con respecto a los bebés sin diabetes, pero rápidamente recuperó los valores normales con el calostro que iba bebiendo.

Volvimos a la habitación a las 7 de la mañana, descansamos con Aryan pegadito a mi pecho, mi marido tenía un sofá cama donde pudo descansar con nosotros.

Vinieron mi madre y familia a lo largo del día a visitarnos. A los 2 días nos fuimos a casa.

Mis dos últimos hijos se encontraron cada vez que nacían con una mamá casi primeriza porque hay muchos años entre uno y otro. Así que el puerperio también fue un desafío, me había olvidado de todo hasta de como tomar en brazos a los bebés.

En una semana ya estábamos adaptados. Luego puerperio, colecho, amamantamiento, todo esto es material para otro libro sin duda, es otra etapa que empieza automáticamente apenas se pare, quedando el parto en un recuerdo.

Lejos de lo que pensaba en el momento del diagnóstico de diabetes, tener al bebé en el hospital, fue una decisión muy acertada que me enseño muchísimo, estoy muy agradecida a todo el servicio de maternidad del hospital, principalmente de las matronas y matrones, con su saber calmado, con contacto cercano, amable, sin gritos ni malos tratos, acompañan a las embarazadas en ese proceso tan único como es traer un ser a este mundo. He de matizar, la nueva generación del hospital es la que tiene esta actitud tan acertada.

A veces se tiene la infraestructura, pero la calidez humana no está.

En este Hospital de Can Misses Ibiza, el área de maternidad, concretamente, tiene tanto la infraestructura como la calidez y el saber acompañar a la mamá.

Esto, la mayoría de las veces es simplemente **_no interrumpir procesos_**, el servicio de maternidad de Can Misses lo hace a la perfección, interviene cuando es necesario, dándole espacio, calidez y contención a la embarazada.

En los partos siempre sentí como si estuviera en un trance, es instinto puro: *"Siento dolor aquí, se me calma así, si me muevo así me relajo, si apoyo aquí respiro mejor y descanso. Es una danza sin instrucciones de pasos."*

Pero esto suele ser muy desconocido para la mayoría de las mujeres, que estamos en una sociedad donde se hiper valora el HACER.

En los partos hay que *intentar ser, sentir y reaccionar* a eso.

Los aspectos muy "**Yang**" (**Energía masculina, hacer, analizar, discutir, argumentar.**) que en el parto NO nos ayudan en nada y nos sacan de **ese trance** que es más bien "**Ying**" (**Energía femenina, sentir, percibir, estar en estado fluido**).

No es lo mismo un parto donde la mamá se escucha, es respetada y sostenida, el bebé nacerá de manera armónica, porque los partos son fisiológicamente perfectos, la gran mayoría, lo normal es que sean perfectos, lo antinatural es que tengan complicaciones.

 A una mamá que piensa que el doctor es el que tiene el papel importante y él o ella es quien le tiene que decir que tiene que hacer, la mamá no estará en contacto con lo que está sucediendo en su cuerpo, aquí lo normal es que surjan complicaciones.

Es como si un parto fuera un viaje en coche, si yo estoy dentro del coche, presto atención al camino, si hace calor pongo el aire acondicionado, si viene una curva cerrada puedo ir siguiendo el camino con una velocidad constante.

Si yo voy fuera del coche y le pido al coche de al lado que me vaya diciendo lo que va pasando en el camino, probablemente tenga un accidente, no notaré que el motor se está recalentando o que mi hijo que va en el asiento de atrás tiene calor.

No creo que exista una manera buena de parir para todas, existe la manera de parir para cada mujer y cada bebé, eso es lo que tenemos que investigar en cada una y trabajarlo antes del parto, no para que el parto sea controlado estrictamente sino *para crear el ambiente propicio donde nos podamos dejar SER, relajarnos y disfrutar del viaje.*

Martina, mi segunda hija, un parto silencioso.

Cuando quedé embarazada de Martina, habíamos desistido de su búsqueda, pensé que realmente no podía quedar embarazada ya que teníamos un año buscando.

Así que asumí que no podría tener más hijos y que mi hija Paulita no tendría un hermanito, cosa que me ponía un poco triste, yo vengo de una familia muy grande, mis hermanos fueron y son personas muy importantes en mi vida y quería que Paulita tenga esa opción de compartir con un hermano.

Pablo quería tener un hijo también, pero bueno no venía.

Me desconecté del tema y me apunté en la universidad para estudiar Psicología.

Quede embarazada en el festejo de mi cumpleaños número 30.

En el embarazo de Martina, no estaba muy centrada en mí, estaba más bien centrada en el trabajo. Seguí trabajando hasta los 7 meses en una empresa de impermeabilizaciones, llevaba toda la gestión administrativa y me tocaba discutir bastante con jefes de obra y empleados.

Estaba bastante estresada y para nada consciente, resiliente.

Controlaba el embarazo en el hospital y quería tener al bebé en casa como había hecho en el parto anterior, con Paulita.

Pero esperaba llegar a los 7 meses de embarazo para empezar a disfrutarlo, porque me podría acoger al permiso por maternidad.

Me duele mucho no haber sido consciente en el embarazo, porque generé un montón de hormonas de estrés, entre otros males que afectaban a mi hija.

Cosa que nos puede parecer exagerada, pero no lo es: Una embarazada tiene que ser cuidada por todos, marido, familiares, amigos, toda la comunidad tendría que volcarse a proteger, cuidar y hacer más feliz a una embarazada.

La embarazada es una pequeña fábrica en movimiento que esta todo el tiempo sosteniendo una producción muy importante: ***Bebés que serán la próxima generación.***

Digo esto, porque en el embarazo de Martina sufrí bastante maltrato de diferentes personas en el ámbito laboral y alguna que otra en el ámbito personal, esto me afectó personalmente y seguro que afectó a mi hija. Martina es muy sensible al estrés, no pasa día que no me arrepienta del embarazo que sostuve y generé con tanto trabajo y estrés, también poniéndome en lugares de estrés, permitiendo que me afectara, dado que como madre podría haber sido consciente.

 Pero no llegaba mi consciencia ahí.

A los 7 meses de embarazo, me puse a hacer mi nido en casa, preparando todo para tener el bebé en casa.

Recuerdo que en mi última revisión en el hospital me dijeron que si no nacía en esos días me harían una inducción y me dieron un papel con una fecha para ir directamente para la inducción.

Marty nació esa misma noche.

Paulita se fue a dormir a la casa de mi hermana, nos fuimos a dormir temprano, alrededor de las 22 HR. Y a las 4.00 hr. de la mañana me desperté con contracciones fuertes.

Cierto que estuve dos días antes con contracciones preparatorias, nada rítmico, sino contracciones falsas.

Llamamos a Britta, quien vino rápidamente, mientras preparé la bañera para relajarme entre contracción y contracción.

A diferencia de la vez anterior no me hacía mejor estar en la bañera, así que luego de un rato, me incorporé y ahí rompí bolsa.

Fue muy apropiado, porque toda el agua cayo dentro de la bañera.

A partir de ahí usé la pelota de pilates, sentada hacia círculos lentos y precisos adaptándome al dolor que me traía información.

Con la respiración enviaba energía en las zonas donde me dolía, visualizándolo. Respiraba profundamente sin forzar para no retener el dolor, como si cada respiración en el pico de mayor dolor hacía que el dolor se atenuase.

 La respiración no era violenta, ni rápida, ni forzada. Era una respiración consciente suave cuando tenía que serlo. Esto no me lo decía nadie, yo lo sabía simplemente.

Durante el parto, reinó el silencio. Yo estaba sumida en mis ritmos, Britta y Pablo asistiendo, sin hacer nada, solo permitiendo que suceda lo que estaba pasando. Llegado a tal punto de tranquilidad que hubo alguna cabezadita de mi marido por ahí. Ningún parto es igual a otro, este fue muy tranquilo.

Llegó el momento del expulsivo alrededor de las 7 de la mañana, Marty nació rápido. Lo que más me acuerdo del expulsivo fue ver claramente en mi mente un círculo de fuego, luego Britta me dijo que es muy común entre embarazadas visualizar el circulo de fuego cuando se está en el momento de mayor estiramiento de la piel de la vagina.

Nació Marty y no lloró, ninguno de mis bebés lloró como sale en las películas, luego entendería porque, es porque los bebés nacieron en un ambiente amable, amoroso, conectados con mamá.

Al no cortar el cordón inmediatamente el bebé recibe oxigeno gradualmente hasta que va haciendo sus primeras bocanadas de aire.

En mis partos hemos cortado el cordón cuando este terminaba de latir, entonces el bebé recibía oxigeno del cordón y de sus primeras respiraciones de manera calmada y paulatina.

Como dice Laura Gutman, imagínate que al cortar el cordón apenas nace el bebé es como cortar a un buzo su flujo de oxígeno cuando está en el fondo del mar y tiene que nadar rápidamente a la superficie y hacer una bocanada de aire profunda que quema la garganta al estar frio. Por eso los bebés lloran.

Cuando Britta me entregó a Marty fue una sensación hermosa, rápidamente la puse al pecho, empezó a mamar lentamente, haciendo ruiditos de bebé. Luego de que terminara de latir el cordón, Pablo lo cortó.

Luego vino el parto de la placenta. Todo resulto muy bien.

Pesamos al bebé, pesaba 4.100 kg.!!!!

No me hicieron ningún punto, no hizo falta

¡Me sentía muy bien y con muchísima energía!

A las 9 de la mañana teníamos preparado un desayuno en el salón, padres y hermanos vinieron a conocer al bebé. En mi caso, vinieron a visitarme rápidamente, pero no es lo que, más recomiendo, estos momentos deberían ser de recogimiento con el bebé, estar en conexión con estos primeros contactos.

¡Pero mi red, es compleja y nacía un integrante del clan!

Descansamos luego del almuerzo.

Britta, le hizo las pruebas que se hacen a los bebés y todo estaba perfecto.

Paula, mi primera hija, primer parto!

Tenía 21 años recién cumplidos cuando quede embarazada de Paulita, estaba muy enamorada del papá a quien había conocido muy poco tiempo atrás.

Pau, se manifestó rápidamente entre nosotros y aceptamos la situación como venía.

Nos queríamos entonces nos fuimos a vivir juntos y a planificar nuestro futuro en pareja.

Yo vivía en Bariloche y me mudé a su casa en Comodoro Rivadavia, Argentina.

Me acuerdo de que había empezado a hacer yoga para embarazadas y natación.

Tenía mucho miedo al parto, siempre estaba buscando maneras de saber cómo sería lo mejor para pasarlo, realmente estaba muy asustada y sola, mi madre vivía lejos en Buenos Aires a unos 1.500 km.

La profesora de las clases de natación me recomendó la lectura del *"Parto renacido" de Michel Odent*, nos costó encontrarlo, lo vendían en Buenos Aires, pero lo conseguimos.

He de decir que la lectura de este libro me dio tanto una visión nueva del parto, como una tranquilidad inmensa, ya luego de leerlo el parto no me parecía algo lejano, sino que era algo que yo de alguna manera sabía que podría llevar adelante.

En ese momento, mi meta se convirtió en encontrar un lugar donde me permitieran y respetaran mis tiempos y el del bebé.

Mis hermanos vivían en Ibiza, nosotros en Argentina, era el año 2002 un año muy difícil económicamente ahí, por lo que decidimos ir a Ibiza a la aventura con mis hermanos a empezar de cero.

Nos casamos en abril, viajamos en mayo. Yo estaba de 4 meses de embarazo.

Al llegar, entré en el sistema hospitalario. Era la vieja maternidad del Hospital de Can Misses, fue muy triste, las matronas que en ese momento atendían eran señoras muy hostiles que trataban a la mujer como si fueran niñas caprichosas, en vez de madres con necesidades.

Los des tratos, maltratos y criticas eran constantes.

A los 6 meses tuve un montón de contracciones que me asustaron y fuimos al hospital, me trataron super mal, ¡me decían gritando "No te toques la barriga!" Como no entendía por los gritos, estaba sola y me gritaban así, mi reacción era defender la barriga, e instintivamente me ponía las manos protegiendo a mi bebé de esos gritos, entonces otra vez:

"Qué te he dicho! ¡No te pongas las manos en la barriga que estas provocando tu misma el parto!".

Fue duro, pero decidí que en ese clima muy hostil tendría que hacer algo para protegernos al bebé y a mí, entonces me relajé y les seguí la corriente, si se calmaban las matronas tendría más opciones de tranquilidad y se me pasarían las contracciones, fue difícil no poner las manos en la barriga, pero intente respirar hondo, me imaginaba como un escudo en vez de mis manos que protegían al bebé, eso me relajaba entonces ellas cambiaban el humor.

 Fue una herramienta que me sirvió para relajarme, hacer que las contracciones bajen y volver a casa.

Me mandaron a hacer dos semanas de reposo, me dieron una medicación para evitar las contracciones.

Estas contracciones estaban relacionadas con lo que me estaba pasando a nivel emocional, con el papa de mi hija estábamos pasando por una crisis lo cual estaba desencadenando en lo que sería unos meses después nuestra separación.

Siempre el cuerpo habla de lo que callamos, ahora lo veo con perspectiva claramente, en ese momento era muy inconsciente de a poco hacia pasitos hacia el autoconocimiento.

A las dos semanas ya estaba recuperada, con el papá de Paula, salíamos todos los días a caminar al mar, donde nadaba mucho.

 Fue un embarazo muy lindo, en la naturaleza, muy cuidada por el papá de Paula.

Estaba bastante preocupada porque no sabía dónde tendría a Paulita, mi bebé.

Es decir, de última, iría al Hospital, pero ya había vivido la experiencia con las contracciones y prefería evitar esa opción, si era posible.

Un día, gracias a pedir mucho al universo, se cruzó en mi vida una persona que es de las más importantes de mi vida: Britta. Una matrona o partera, como se dice en Argentina, alemana, que es un ángel encarnado.

Es de esos momentos en que uno piensa que realmente hay algo más que nos ayuda y nos da pistas.

En nuestra reunión inicial, me contó cómo se desarrollan los partos en casa, ella tenía esa especialización la cual había estudiado en Alemania.

Me mostró el contrato donde figuraban todos los protocolos a seguir, como haríamos con el transporte en el caso de que hiciera falta al hospital. Las condiciones de salud que debía tener para poder tener el parto en casa, etc.

En la última revisión en el hospital, en el control para ver si hay contracciones etc., estaba en la semana 40, me asistían esas matronas que fueron muy hostiles, luego del monitoreo que salió correcto, me dieron fecha de parto para 3 días más adelante, si no tenía síntomas de parto antes de eso, ellas habían decidido que nacería tres días más adelante.

Me tome esos días para disfrutar mucho, relajarme en la piscina de la urbanización, caminar, descansar comer rico y no pensar demasiado.

Solo sostenía la imagen de un parto feliz y sentía la alegría de que eso sucedería así. La noche del 17 de septiembre de 2002, me duché y me acosté a leer un libro de Isabel Allende.

Me quedé dormida sobre las 22 HR. Me desperté a las 00.00hr. Con contracciones fuertes, llamamos a Britta. Mientras venía, llené la bañera con agua tibia y cuando venía una contracción me imaginaba que el agua me sostenía y yo entregaba todo mi cuerpo al dolor, suena como que si uno se entrega al dolor va a doler más, pero al revés mientras más me entregaba al dolor, relajada sin resistencia, en ese trance interno, más tolerable era el dolor.

En un momento rompí agua, salí de la bañera fui a la cama a acomodar almohadones para sentarme, ya estaba muy dilatada. Caminaba como pato, el bebé ya estaba en el canal de parto.

Así que me senté con mucho cuidado, busque posiciones, hasta que todo mi ser sintió la necesidad de pujar, Britta me guiaba para que no me desgarre.

El músculo perineo se pone blanco cuando no tiene sangre y se puede desgarrar, ella se ocupaba de ayudar que esto no pase, me avisaba si se ponía blanco y yo respiraba dejando que la sangre fuera ahí trataba de no empujar mientras estuviera el musculo blanco.

 Así en unos pocas pujadas nació Paulita. "A las 4.31 HR para la carta natal" dijo Britta.

Paulita, mamo inmediatamente, cuando el cordón termino de latir lo cortó su papá. Empezó el segundo parto, la expulsión de la placenta con la alegría de que Paulita estaba bien y yo también.

¡Empezaba una zaga de placentas grandes!, era realmente grande y como hice en los otros partos le agradecí su labor. La placenta de Paula y Martina, pudimos conservarla y luego llevarlas a la naturaleza. La de Aryan al ser en el hospital, solo nos la mostraron.

Peso de Paulita 3,750 kg.

Vivíamos en un complejo de apartamentos en San José, en el centro había una piscina y teníamos pocos vecinos.

Cuando nació Paulita estaban los vecinos en la piscina, nos dejaron un ramo de flores en la puerta fue muy lindo la verdad.

Nos fuimos a dormir a las 6.30 HR. Nos despertamos a las 11.00 HR, desayunamos ya empezaría otra etapa. Otra vida.

Es curioso el parto, porque le ponemos muchas expectativas durante 9 meses, luego pasa y lo que viene es mucho más complejo criar a un hijo.

 Quizás hablemos de eso en otro libro, sigo aprendiendo de mis hijos y de mí, como madre, todos los días.

CAPITULO 4

SOMOS REDES, RECORDANDO NUESTROS ORIGENES.

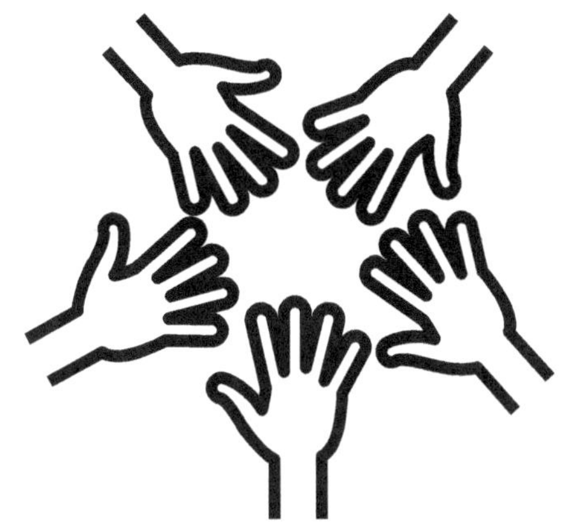

***SOMOS REDES, RECORDANDO NUESTROS ORIGE-
NES.***

Somos mamíferos humanos.

Hay un aspecto fundamental de nosotros mismos que olvidamos continuamente: ***Somos animales mamíferos humanos*** con una evolución que consta de miles y miles de años.

 En un momento de esa evolución, hemos hecho una mutación en nuestro cerebro, que hizo que desarrollemos el neocórtex, que recubre nuestro cerebro más antiguo y primitivo, este córtex tiene la particularidad de procesar la información de una manera racional, lineal, metacognitiva, es decir en un momento se nos encendió la luz y nos dimos cuenta, que pensábamos y analizamos, cosa que hasta ahora no sabemos que le pase al resto de los mamíferos, por lo menos no como lo hacemos los humanos.

Nuestro origen, somos mamíferos, somos gregorianos no vivimos aislados, necesitamos vivir en compañía de otros humanos. Necesitamos las manadas, las tribus o dicho de otra manera necesitamos vivir en redes.

Por más que hemos intentado separarnos de esta animalidad tildándola de brutal y bárbara, no dejamos de ser animales mamíferos, con más recursos que otros animales, pero animales al fin.

Lo podemos ver en nuestro cuerpo, los embarazos de otros mamíferos no son muy distinto que el del ser humano, salvo los tiempos de gestación, los mamíferos procreamos a través del sexo, incubamos al bebé un tiempo específico para cada especie y parimos vaginalmente si no hay intervenciones externas.

Ser conscientes de nuestra animalidad y de los miles de años que tenemos gestando y sosteniendo la humanidad con un nuevo nacimiento, nos puede ayudar para darnos cuenta de que llevamos internamente toda la información y formación que necesitamos para parir.

EL lugar femenino en las redes.

Al ser animales gregorianos, transmitimos, a través de la cultura, información que se pasa de generación en generación.

Así las abuelas transmiten mucha información, en distintas formas cuentos, leyendas, experiencias etc. También hay algunos estudios que apuntan a que se transmite información relevante a través de los genes. Hablaremos de esto más adelante.

Como decía en la introducción, las redes han sido dañadas, las mujeres antaño teníamos una red femenina que nos fomentaba el autoconocimiento del cuerpo y el instinto, nos guiaba en el embarazo, parto, maternidad en comunidad, en tribu, de una manera cercana, amorosa, familiar, madres, tías, abuelas.

Ahora todo esto esta resumido en una consulta al médico de una manera muy rápida y donde lo importante es la medición sistematizada de todo lo que nos ocurre.

En todo esto poco **"poder"** tenemos, ya que no sabemos exactamente para que son todas esas mediciones, pero confiamos muchísimo en el médico y en su conclusión: Todo bien o No bien.

No estoy criticando el sistema médico, solo estoy describiendo, que, en las comunidades, teníamos acceso a un acompañamiento continuo que nos enseñaría de nosotras mismas y que nos enseñaría a pasar esa información a la próxima generación.

Teníamos acceso al conocimiento de nuestro propio cuerpo a través de percepciones que eran signo de vital importancia, ahora esas percepciones no tienen valor médico y es el médico quien nos dice que nos pasa. Las prisas, los trabajos con horarios estrictos etc. Hacen que las abuelas, tías, madres no tengan un acceso continuo a nuestras vivencias de embarazadas, todo se resume a contar "cómo lo llevamos "y "que nos dijo el médico" "como fue la última ecografía" etc.

No podemos olvidar que desde hace 2 o 3 generaciones las experiencias de las mujeres en los partos son con la intervención del médico como portador de "la verdad" de lo que les sucede a las parturientas, tratándolas como seres pasivos e ignorantes a expensas de las" intervenciones" dejando a esa madre y a ese bebé desconectados de ellos mismos y entre ellos.

Así nuestras madres y abuelas en su mayoría nos transmiten experiencias de partos intervenidos, con un nivel de agresividad normalizado, donde la mujer y el bebé son sistemáticamente agredidos con intervenciones innecesarias, en el momento más sensible y natural que existe.

Ya que no estamos enfermas y todo sucede por sí mismo si lo permitimos. Actualmente, las madres y abuelas, como parte de la red nos instan a hacerle caso al médico que es "el que sabe", la medicina es la fuente de conocimiento a la que tenemos que someternos dejando de lado nuestros propios registros.

Obvio que no todas las madres y abuelas son así ni todos los médicos son totalitarios e intervencionistas, pero me refiero a la gran mayoría.

Nuestra comunidad actual

Me ha pasado que he transitado mis embarazos y partos olisqueando la realidad con mi intuición, escuchándome y siguiendo a mi corazón como guía.

Eso me llevo a tener a 2 de mis hijos en casa y el último en un hospital que respeta muchísimo el parto. También me ha llevado a transitar caminos que no eran transitados desde hace mucho tiempo y enfrentarme a las reglas establecidas.

Muchas personas no lo entendieron, vieron mi decisión de tener mis hijas en casa como un acto de irresponsabilidad, cuando en realidad para mi realidad interna era un acto de extrema responsabilidad.

 Me ha llevado a ser absolutamente responsable de todo lo que sucedía en mi cuerpo y en mi hijo.

 A estudiar y entender el proceso de los partos, a buscar la ayuda adecuada una matrona (La mejor y a quien agradezco al cielo ponerla en mi camino), a establecer límites de acción, a preparar la casa y a salir del infantilismo que solemos caer las embarazadas al ser despojadas de nuestro poder y no saber que hacer.

No estoy haciendo apología de partos en casa. Simplemente considero que es una opción que no debería ser tan lejana de las realidades de las mujeres.

Reconstruir redes sanas.

Es importante, desde mi visión, reconstruir las redes de mujeres y hombres, familia, amigos, trabajo colaborando para que esa mamá prepare su parto y luego ese bebé puedan estar piel con piel lo máximo, para que la mamá pueda expresar todos sus miedos y recibir recursos para afrontarlos.

Por experiencia propia, sé que se pueden reconstruir esas redes y lejos de salir a buscarlas primero hay que sentirlas.

Sentir lo que queremos y estar atentos a las señales que nos llevan hacia eso. Como decía más arriba, olisqueando con intuición, quizás llegue una pista a través de una conversación con quien menos te lo imagines.

Podemos crear nuestras propias redes, a través de recuperar el olfato de la intuición. Para ello es importante ser honestas con nosotras mismas y conscientes.

A veces pasa que las personas que consideramos más cercanas, como una madre, abuela, hermana, está tan dañada con sus propias experiencias que en realidad en vez de colaborar a la red la depreda.

En estos casos hay que ser honestas con una misma y cuidar la red sobre todas las fidelidades familiares. Luego estas personas suelen acomodarse entendiendo la dinámica de la nueva red.

Recomiendo conversaciones profundas y sinceras, honestas explicando el funcionamiento de la nueva red.

Los integrantes de las redes de sostén familiar podrían estar conformado en círculos (Cómo muestra el siguiente gráfico) donde todos los integrantes protegerán y apoyaran la fusión entre la madre y bebé, ayudando al padre a sostenerlos de manera que tenga soporte material, emocional y espiritualmente la "fusión emocional" * entre madre y al bebé.

*Concepto acunado por Laura Gutman, te recomiendo ampliamente la literatura de **Laura Gutman** donde en todos sus libros, en particular "La maternidad y el encuentro con la propia sombra" donde desarrolla el concepto de fusión emocional entre madre y bebé.

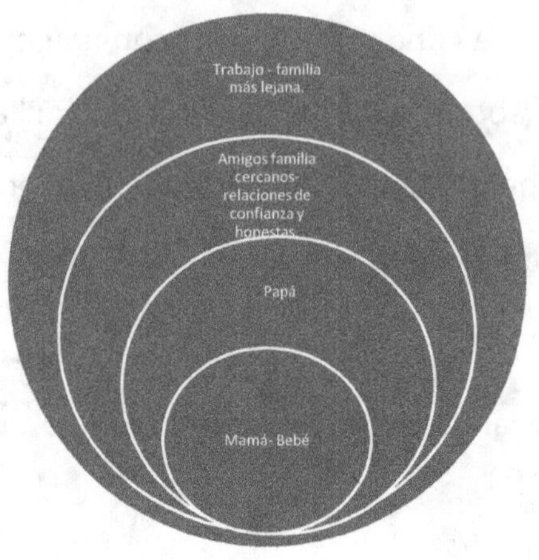

Trabajo - familia más lejana.
Amigos familia cercanos- relaciones de confianza y honestas.
Papá
Mamá- Bebé

¿Cómo crear tu propia red?

Siente tus emociones, conéctate contigo, respira.

Para reconstruir la red, has de compartir lo que te pasa. Te propongo que realices en una hoja en blanco en el centro, un círculo, escribe tu nombre y el del bebé, o si aún no tiene nombre, pon bebé.

En el circulo que le sigue, pon el nombre del papá, a partir de aquí los próximos círculos, pueden ser abuelos, tíos, amigos etc.

Céntrate en la gente con la que te sientes realmente cómoda, quienes estarían dispuesto a ayudar los primeros días de puerperio en casa, cuidando los niños si hay más, limpiando, cocinando, ***respetando el clima de la casa, respetando los silencios, que esté atento/a a tus emociones y ayudándote a canalizarlas***.

Busca esas personas con las que sientes realmente intimidad para el circulo número 3, serán tus manos mientras las tuyas se encargan del bebé.

En el circulo número 4, puedes incluir personas que te ayuden con las compras, recados, pagos, tramites etc.

Lo importante es que el circulo 1 y 2, puedan fusionar, estar en estrecha intimidad, piel con piel, los meses que sean necesarios.

 Al principio es más estrecho, los primeros meses, luego ya se va de a poco tomando una organización propia. La ayuda de la red, de la familia podría estar continua vigilante por lo menos hasta los 2 años, aunque esta comunidad se retroalimenta, hoy necesitan unos recibir y luego estos dan, no desde la obligación, sino desde el agradecimiento y el amor.

Lo importante de la red es que se sostenga en el amor.

Cómo las tribus de antaño, donde todos contribuían a la comunidad y todos cuidaban de los niños.

CAPITULO 5

RECURSOS INTERNOS.

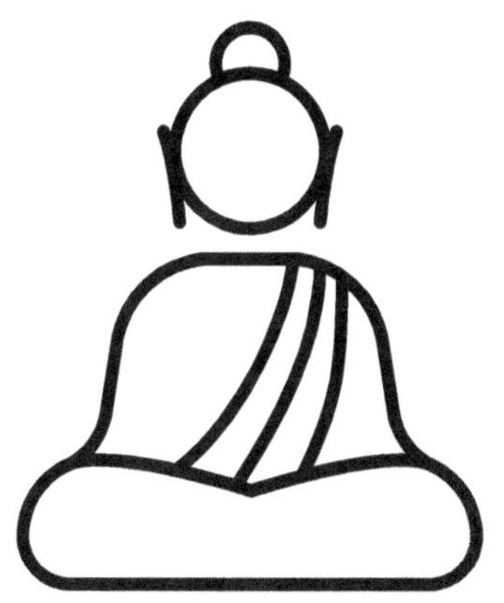

RECURSOS INTERNOS.

El parto sucede, es inevitable que suceda, solo hay que generar la actitud interna de apertura para que suceda.

Para eso es importante que nos generemos un entorno tranquilo donde nos respeten.

La Organización Mundial de la Salud ya lo recomienda, muchos hospitales ya hacen eco de esto, aunque hay muchos que no, las mamás PODEMOS elegir, hay que buscar opciones.

Nuestro inconsciente gestiona la mayor parte de nuestras vidas.

El inconsciente es todo lo que hacemos automáticamente, todo lo que aprendimos, automatizamos, el funcionamiento automático de nuestro cuerpo, las creencias que nos instan a hacer elecciones en una dirección y no en otra, todo esto es el inconsciente.

Es el proceso automático que se desata cuando pasa algo que no entendemos, que no controlamos y que nos da miedo.

Cuando se acerca la fecha de parto, todas nuestras creencias del parto, las historias que hemos escuchado de personas influyentes para nosotras, como nuestra madre, etc. las impresiones que hemos visto y escuchado de las películas, novelas con respecto al parto, todo eso está haciendo presión sobre nosotras, sin que lo sepamos.

Tenemos asociado, parto con sufrimiento, con dolor.

Nuestro inconsciente, nos protege de cosas sin que nosotras seamos conscientes.

Imagínate que te estas por quemar con una llama de una vela, instintivamente sin pensar sacas la mano. Esto es la parte inconsciente, automática, que buscando protegerte, activa todos los músculos necesarios para retirar la mano. ¿Tú lo has decidido? No conscientemente, tu inconsciente tiene la información de que el fuego daña las células, de que produce efectos nocivos, por lo que se activan todos los procesos necesarios para que quites la mano.

Imagínate que sucede en el parto, como lo estamos gestionando en las últimas décadas.

Nos han bombardeado con imágenes negativas del parto, nos han enseñado que nosotras no tenemos nada más que hacer que pujar cuando "nos diga "otra persona.

Pues te doy una buena noticia, eso no es necesario.

Si te conectas contigo misma, si te empoderas de tu parto, los partos son realmente experiencias muy ricas, el dolor que se produce en el parto es necesario y es parte de un proceso, luego le agradecerás a ese dolor, fue tu aliado, te dio información y estuvieron palmo a palmo en un diálogo interno.

Empoderamiento de nuestra maternidad.

Vaya que no está de moda esta palabrita, ***empoderamiento***.

Cuando hablo de empoderamiento de nuestra maternidad, me refiero a un lugar interno, a la seguridad interna de que todo lo que sucede es perfecto inclusive lo que no tenía planeado o lo que ni sabías que existía.

Es un estado interior, de seguridad, de saber qué quiero, pero no porque es lo mejor según una escritora de un libro, un médico, una amiga o mi madre, sino porque lo visualicé," lo sentí y ahora sé" que esto es lo que quiero.

Hay veces que estoy muy empoderada en mi visión y a pesar de eso me "dicen" que haga cosas que la contradicen, ahí es importante defender el empoderamiento y la visión interna, sabiendo que cualquier resultado es parte de mi camino.

Por lo que toda MI responsabilidad es parte de MI empoderamiento interno.

 Esto es parte de la vida de una persona consciente en todo ámbito, la maternidad nos enfrenta a que somos responsables de otro ser.

Pero, aunque no nos empoderemos y dejemos la responsabilidad a un sistema exterior cualquiera sea, no dejamos de ser responsables de nosotras y de ese SER que depende de nosotras como único medio de supervivencia, solo que nos podemos justificar y echar culpas, quedarnos en estado de víctima, en estado aniñado de indefensión, pero eso es nuestra responsabilidad también.

Todo lo resume una frase que me encanta: **Siempre es UNO el que decide**, así **decida no decidir**, esto es una decisión también.

Siempre somos responsables de lo que nos pasa, lo cual es parte de nuestro camino, si nos ha pasado es para aprender, pero podemos sufrirlo sin sentido, eso es algo que podemos elegir.

 Podemos elegir cómo vivir nuestras experiencias. Yo elijo vivirlas lo más consciente posible, lo que implica que todo lo que "me pasa" es "mi responsabilidad" incluido lo que no sale como me gusta, o lo que no tenía controlado. Ahí siempre hay aprendizaje.

Es mejor vivir las experiencias con sentido y aprendizaje y no estar en una actitud pasiva donde la vida solo nos presenta hechos de los que solo somos víctimas.

El costo de estar empoderadas es ser responsables, nadie más, excepto UNA misma, es responsable de lo que nos pasa en nuestro cuerpo, por acción o inacción.

Aquí, tendremos que trabajar en nosotros el estado de NO JUICIO, porque, si somos responsables y nos vamos a juzgar saldremos de la víctima para meternos en la Verduga de nosotras mismas.

 Ni uno ni lo otro, en ninguno de esos dos extremos hay aprendizaje. La magia radica en ver lo que nos pasa, sentirlo sin juicio, expresarlo, honrarlo, soltarlo.

Cuando estemos libre de juicio elegiremos con más libertar ya que no descartaremos ninguna opción por estar limitadas en el juicio.

Estado de supervivencia vs estado de apertura interna.

En un parto, para que nuestro cuerpo funcione por sí mismo tenemos que estar en un entorno que cuide nuestro estado de ***relajación y apertura***, o que no interfiera en ese estado, para no entrar en la química que produce el **estado de supervivencia.**

Estado de supervivencia, significa que nuestro cuerpo, cuando se siente que va a haber una agresión, se prepara para ***huir o quedarse paralizado***, para que no lo vea el posible agresor.

Cuando entramos en un estado en el que nos sentimos en peligro, el cerebro inconsciente toma el control, ni nos damos cuenta.

Cuando nos preparamos para huir, esta es una defensa ancestral frente a depredadores, nuestro cerebro no sabe que ya no existen los depredadores de antaño, solo responde a nuestra información química del miedo, vamos a enviar mucha sangre a las extremidades, el cerebro va a ser uno de los afectados ya que consume muchos recursos, es decir glucosa, que se ira a alimentar los músculos de las extremidades, por lo que estaremos más confundidas, nos darán ganas de evacuar para aligerar y queremos salir pitando de ahí, generaremos muchísima adrenalina.

 La adrenalina es una hormona y neurotransmisor que es antagónico a las hormonas que desencadenan el parto.

Si hay adrenalina en exceso el parto se retrasa. ¿Por qué? Sería lógico pensar que ancestralmente, si nos estaba acechando un depredador no convenía ponerse de parto.

Podemos usar la otra estrategia, frente a un depredador y nos **quedamos paralizadas**, para que el depredador no nos vea.

Nos quedaremos paralizadas, la sangre se dirigirá a los órganos internos para bajar el metabolismo, sudaremos mucho, esto se cree que es para resbalar en caso de ser atrapado. El cerebro dejará de consumir tanta glucosa, por lo que estamos confundidas también. Nos cerraremos y la mayor importancia será la supervivencia.

Todo esto es inconsciente, pasa muchísimo en los hospitales que no respetan los partos.

Nuestro cerebro registra que estamos en un momento crítico y entramos en supervivencia.

 Gritos, maltratos, des tratos, luces fuertes, mucha gente, si somos pudorosas gente distinta que nos toque sin preguntarnos, etc. Todo eso que abunda en muchos hospitales, es lo que luego justifica las intervenciones como la aplicación de oxitocina, a raíz de esto sugieren la anestesia epidural y quizás luego es necesaria la cesaría.

Todo para intentar "sacar" a un bebé de una madre que está tan lógicamente aterrada que su parte inconsciente animal la quiere salvar a ella y al bebé diciendo: *¡Peligro! ¡Aquí no podemos traer una criaturita tierna y vulnerable!,* esta madre está paralizada por estar en supervivencia, hasta que haya algo que le de seguridad, no activará los mecanismos propios del parto.

Actitud interna para evitar el estado de supervivencia.

Hablando con mi madre de sus seis partos, lo vi muy claro, ella tuvo muy variados partos, desde el más natural y cuidado, pasando por otro con una partera maltratadora y finalmente una cesaría, lo que vimos es que en los partos donde estaba más cuidada en un ambiente amable, el parto iba mejor, esto del ambiente amable es una percepción interna de cada una, ella se sentía muy bien si tenía un médico amable y cuidadoso.

Para mí, por el contrario, me sentía mejor si me dejaban tranquila, que sea una matrona, amable y cuidadosa la que me asista. Por lo cual es muy particular de cada mujer.

Lo general a las mujeres es que nos relajamos si estamos en un ambiente amable.

Nuestros partos, los de todos los mamíferos, se producen de forma sana si nuestro inconsciente no percibe que estamos en peligro.

Si es así y estamos en un entorno cuidado, en intimidad, se desencadenan una serie de mecanismos químicos y que hacen que nuestro cuerpo, nuestro ser, se abra internamente, como una flor cuando se abre.

Si a las flores las queremos abrir nosotros cuando son un capullo, las rompemos.

Aquí, quisiera compartir una reflexión con respecto a los tiempos de los partos, se ha estipulado que los partos de forma natural son en el rango de las 39 a 41 semanas, depende el país varía una más o menos. Pero a pesar de ser una guía con respecto a las medias normales de embarazo y parto, muchos médicos llegada la semana 40, empiezan a hablar de inducir, cosa que para mi es muy perjudicial y causante de muchos problemas en partos.

Con la metáfora de la flor, cómo, una madre se va a sentir relajada y en el estado propicio si una persona exterior le dice que, si no pare, le van a sacar al bebé de adentro.

Esto es lo que lee nuestro inconsciente, por lo que, en vez de estar en un estado de apertura, empezamos a estar en un estado de vigilia para "hacer" algo para parir.

Al estar en vigilia interna, empezamos a liberar más adrenalina y hormonas del stress lo que va en contra de la química que provoca el parto.

Se sabe que cuando él bebé se siente **listo para nacer,** pone en marcha el parto mediante la **liberación de una serie de hormonas en la hipófisis** (las prostaglandinas y la oxitocina fetal) **y las glándulas suprarrenales** (el cortisol) lo cual produce las contracciones. Nosotras tenemos que estar relajadas para poder abrirnos al parto cuando llegue el momento.

 Como la flor, lo mismo pasa con nosotras, tenemos que esperar con amor y paciencia a florecer, solo hay que cuidarnos internamente y procurar un nido que nos de seguridad.

 Ese nido puede ser externo: Hospital, casa etc. o/e interno nuestra actitud aportándonos seguridad.

La confianza interna de que todo lo que va a suceder es parte de tu funcionamiento orgánico.

Podes parir natural, normal y felizmente aún si no sabes que sucede o si no tienes a nadie alrededor.

Tener la confianza, certeza absoluta en el hecho de que parimos las mujeres desde hace millones de años, sin intervenciones, que lo normal y la mayoría lo hace con buenos resultados, mira a las madres aborígenes, tú también tienes ese poder interior, solo tienes que darle espacio interno y confiar en él.

A veces saber mucho de los mecanismos fisiológicos nos instala en la mente analítica, desde ahí tampoco estamos entregadas a permitir, dejar que pase, lo que tenga que pasar, a abrirnos.

¿Por qué? Porque en vez de fluir, estamos controlando lo que "TIENE" que pasar, hacemos interferencia con los procesos que se dan por sí solos, no "TENEMOS" que hacer nada, solo preparar nuestro nido, cuando es el momento, "sucede" todo lo que tiene que suceder por sí solo.

Si le damos el permiso interno, nos abrimos, nos relajamos y entregamos al proceso.

Sabemos de mujeres que han tenido sus bebés en los lugares más locos, en taxis, coches en movimiento etc. En todo esto lo que subyace son mujeres que tomaron una actitud positiva frente a la situación, más que preguntar lo que pasa se compenetraron con su cuerpo y ahí donde había dolor lo permitieron, escucharon, respiraron, honraron y dejaron pasar.

Se generaron ellas mismas la seguridad que necesitaban para no entrar en el estado de supervivencia, aunque estuvieran en un estado de urgencia, priorizaron lo importante, que era el parto y se entregaron al proceso, hay mujeres que soltaron las evaluaciones, la ansiedad por los resultados, escucharon su cuerpo y dejaron que el parto sucediera.

 A lo que me refiero es que, las mujeres tenemos ese super poder de hacernos cargo de la situación y procurarnos a nosotras mismas la seguridad interna, para permanecer abiertas para permitir un parto sano. Usando todo lo que hay alrededor a favor nuestro. Confiando en nosotras en ese preciso momento y usando los recursos que nos rodean.

Hay una cosa que pasa en el Hospital de Can Misses.

El sistema cambió a favor de las madres y los bebés, se les da un espacio intimo a las mamas, se les ofrece herramientas como música, o aromaterapia, podes usar el agua para el preparto en bañera o duchas, las matronas y matrones te escuchan tus necesidades, te tratan con un amor muy bonito, pero aun así, escucho muchas mamas que se quejan porque en el hospital no le decían que tenían que hacer en el parto y a algunas que escuché decir, que se les "pasaba el parto". Porque no podían entregarse al no saber "qué hacer" o que no hubiera instrucciones, porque estaban en un estado infantil, esperando qué le digan que hacer.

 Entonces entraban en estrés, miedo y estado de supervivencia, se cerraban lo que complicaba el parto.

Lo que pienso, que pasa en estos casos, es que se ha roto una parte de la red, donde las mamás, abuelas nos contaban sus partos empoderados, donde las mujeres más jóvenes asistían a partos y ayudaban a las madres de la comunidad.

En cambio, tenemos horas de películas donde los partos son con mujeres acostadas, humilladas, donde el super héroe es el doctor que saca de las entrañas de esta pobre alma un bebé, que sale llorando y si no se le pega una nalgada para que reaccione o se lo coge de un pie. Como no va a llorar ese bebé. Es maltrato lo que hemos interiorizado.

Esto no es la verdad, la verdad es que el parto es NATURAL, la verdad es que puedes hacer con él lo que sientas que es mejor para ti y tu bebé.

La verdad es que PUEDES ELEGIR. Busca, porque puedes elegir.

Esto puede interpretarse así, o desde mi punto de vista, el que te quiero transmitir, es, esa mamá le ha *entregado su **propio poder*** al sistema médico, desde hace muchos años, no conoce más que el discurso médico donde ellos son los que saben todo lo que te pasa, por lo cual esa madre no se ha permitido abrirse, porque no sabe que ella es la que tiene el poder en su cuerpo.

Esto es lo que te quiero transmitir. Esta muy bien cualquier cosa que elijas, si es coherente con lo que sientes, lo importante es que recuerdes que ***tú tienes el poder en tu cuerpo.*** Al momento de tomar una decisión con respecto a dónde tener tu hijo, mi recomendación, de acuerdo con mi experiencia, es que sea en un lugar donde te escuchen y te respeten para que puedas estar conectada con tu poder interior y te abras con un nuevo ser a este bello mundo.

No sé cuál puede ser el escenario donde elijas tener a tu bebé, lo único que puedo decirte es que la gran diferencia radicará, en que te empoderes de la madre que eres, te conectes con tu cuerpo, que lo escuches, lo hagas escuchar eres tú y solo tú la que sabe sin saber todo lo que sucede en él.

Es decir, a veces en el parto esperamos que nos digan que pasa, pero en realidad lo sabemos, cerramos los ojos y lo sentimos, porque nos está pasando a nosotras mismas. Nadie de los que está en esa sala sabe realmente lo que está pasando mejor que tú que lo estás viviendo.

Es un conocimiento instintivo, no intelectual.

Por lo que conéctate con tu cuerpo, desde ya, ese contacto te traerá el conocimiento.

Alinear Mente- cuerpo- espíritu

A mí me ha servido mucho integrar el aspecto espiritual en mi vida, es una parte tan tangible como nuestras manos, pero al no darle atención está ahí, aunque no la percatemos, como el codo, ¿cuántas veces al día eres consciente de tu codo? Pero por más que no seas consciente de él, no deja de existir.

 Lo mismo pasa con tu aspecto espiritual, puede que no seas consciente de él, que no lo integres en tu vida, pero no por eso deja de existir, ni de ser parte tuya.

Nos podemos beneficiar mucho de nuestra parte espiritual en nuestras vidas en general y en el parto en particular, ya que nos da un plus de confianza en el proceso.

Viéndolo de manera objetiva, vivir la espiritualidad te ayuda a mantener la resiliencia, a confiar en los procesos, en la naturaleza, en el cuerpo. El cuerpo reacciona de manera automática a nuestra confianza espiritual, recuperamos la tranquilidad, nos relajamos y quizás damos permisos a nuestros cuerpos confiando que estamos cuidadas, por aquello en lo que confiamos Dios con el nombre que sea, la energía o nosotras mismas si lo deseamos.

Me acuerdo de que, en mi primer parto, cuando venía una contracción dejaba que el dolor pasara a través mío, me visualizaba como si el dolor pasaba por un tubo al centro de la tierra, ese tubo salía de mi chacra raíz en el sacro.

En el capítulo 8 encontrarás el ejercicio de enraizamiento, que me ha servido muchísimo.

Luego entendí que hay una diferencia entre dolor y sufrimiento, que con ese ejercicio lograba trabajar con el dolor sin percepción de sufrimiento.

Diferencia entre Dolor y sufrimiento.

Desde mi experiencia, la diferencia entre dolor y sufrimiento en el parto natural *no intervenido* radica en que el dolor es como si fuera una corriente que se mueve, cuando tienes una contracción, el dolor es en el momento de la contracción, luego pasa y no sientes dolor.

Si te das cuenta de esto rápido, ayudas a que no haya ninguna resistencia de tu parte al dolor en el momento de que viene una contracción tratas de relajar, de respirar calmada, de permitir ese minuto de dolor sin apretar, el dolor termina siendo un gran aliado para meterte en ese trance que es el parto, como si fueran olas que vas surfeando.

En cambio, el sufrimiento tiene que ver con la percepción del dolor, si cuando viene una contracción te resistes al dolor, alargas el sufrimiento entre contracción y contracción, temiendo que venga la próxima contracción alargando el dolor real a través del sufrimiento de este.

Cuando asumes el dolor y lo usas de aliado, solo te duele en las contracciones y tienes entre ellas unos momentos de un descanso que se viven como maravillosos. Si no aceptas e integras el dolor esos momentos de descanso se convierten en la espera de la siguiente contracción, por lo que sufres más.

Puedo hablar de partos sin intervención que son los que he vivido, en estos tanto el bebé como la mamá, laten juntos en la misma tarea.

Las contracciones son rítmicas y van subiendo, las vas intuyendo, es una danza en la que participas, la entiendes, la vives.

Los partos intervenidos, donde se administra oxitocina sintética, la madre no sabe cuándo viene la contracción y son mucho más duras que las naturales, aquí hay sufrimiento, porque la madre no intuye que viene la contracción, al ser tan fuertes la madre entra en una especie de alarma para ver cuando viene la otra, pero siempre la toma por sorpresa, eso es sufrimiento cuando retienes el dolor, no lo puedes dejar pasar porque no te lo esperas, y la reacción más lógica es que nos cerremos, porque nos sentimos inconscientemente mal tratadas, hay casos que no les pasa esto y las mamas, en vez de cerrarse entienden que la opción más inteligente es abrirse, pero son las más raras de encontrar, cuando se induce.

El bebé también sufre con esta intervención, ya que son contracciones más duras que lo privan más de oxígeno, suele prolongar los partos ya que la madre ante tanto sufrimiento entra en supervivencia y se cierra. Luego de esta intervención en muchos países hacen la episiotomía, que es un corte en la vagina, lo cual sigue siendo más maltrato y sufrimiento para la madre.

EL dolor es un mensajero ruidoso, el sufrimiento es tener ese mensajero encerrado en casa.

El dolor viene te cuenta algo y se va. El sufrimiento es sostener el dolor a causa de una mala gestión o de un maltrato.

Alinear Mente – cuerpo- espíritu.

Te animo a que, durante el embarazo, empieces, si no lo haces ya, a alinear conscientemente tu cuerpo, tu mente y tu espíritu. Serán tus aliados en el parto.

 Para esto puedes usar las visualizaciones y ejercicios del capítulo 8.

Tu cuerpo, te conecta con lo que está pasando a través de lo que sientes.

Tu mente, te trae muchas respuestas y te puede guiar a situaciones nuevas.

Tu espíritu es el puente que lo hará posible, simplemente porque te dará la confianza para dar esos pasos al vacío.

Tener la intención de alinearse, cerrar los ojos, sentir el cuerpo, soltar la mente he imaginarse una energía que te protege puede ser suficiente.

RESILIENCIA.

Resiliencia, es esa fortaleza que te lleva a pasar por situaciones fuertes y encontrar las herramientas internas para atravesarlo.

Es así, cariño, en el parto estas sola, acompañada, pero sola, si vas consciente de esto vas a entrenar tu actitud interna para simplemente sostener una actitud de apertura y confianza.

Cuando me refiero a que estas sola, quiero decir que es un proceso en el que nadie tiene todas las herramientas internas para atravesarlo excepto tú.

Tú conoces tu cuerpo, tu tolerancia al dolor, tu historia con tu cuerpo, con la intimidad, con el dolor.

En el parto, se despliega todo el abanico de experiencias con el dolor, la intimidad, la alegría, la resistencia, el amor, la confianza.

En esos momentos una de golpe se encuentra con todo eso, hasta ahora, sin ser conscientes.

 Aquí lo que quiero dejarte, es la consciencia de que en el parto te encuentras con esto y es mejor saber que es UNA, la que tiene todas las claves para enfrentar eso.

Enfrentar, no como una guerra, sino sabiendo que hay que atravesar la situación y que tú tienes todas las herramientas e informaciones que vienen de tu cuerpo, necesarias para afrontarlo.

APERTURA.

Hablo mucho de la apertura, pero ¿a qué me refiero? Me refiero a una actitud interna, es una apertura empoderada, tiene que ver con un estado interno de empoderamiento, de estar seguras de nosotras mismas, escuchando la información que viene de nuestro cuerpo y respetándolo.

Si siento que mi postura más cómoda es sentada, pues me sentaré.

La apertura es para estar conectadas con nuestro propio cuerpo.

Es una mirada interior hacia el interior, integrando lo que sucede en el exterior.

 Por eso parece que estamos en trance cuando estamos en un parto conectado, tenemos la mirada perdida, estamos hacia adentro. Hacemos gritos, raros, que no sabemos ni de donde salen. Son gritos de acomodar aire, respirar a un ritmo en particular, el doctor no lo sabe, lo sabemos nosotras.

Son gritos de "veo el circulo de fuego", son gritos de atraviesa las paredes con la vista, como me paso en la última pujada con mi hijo, nunca grite de tan profundo, ¡fue un grito con imágenes!

La cuestión de los gritos, como todo lo que estamos viendo, como los seres humanos mismos, son únicos, cada parto es único, no hay 2 iguales.

Por esto, te animo a que crees el parto más feliz para ti misma. Confía en ti, en tu cuerpo ancestral.

CONFIANZA

La confianza es hacia nuestro cuerpo, el que jamás se equivoca, muchas veces nos dicen has esto o lo otro, pero la clave es que podamos hacer un puente entre las personas que nos asisten en el parto para que puedas transmitir la información más veraz que es la que viene de tu cuerpo.

Tener un equipo que tenga la humildad para desvanecerse en ese momento que tenga la capacidad de perder protagonismo, solo asistir y ayudarte a sostener un espacio de tranquilidad donde tu cuerpo desarrolle su proceso junto con el bebé, sería lo mejor para todos los partos, de cualquier especie animal, incluida nosotras. Te animo a que busques un entorno así para tus partos.

Sucede que muchas veces el parto llega como pequeños susurros, son pequeños indicios que quizás se nos pasen desapercibidos, pero que, si los permitimos, nos quedamos así, en nuestro nidito, sin hacer mucho, solo relajadas, disfrutando, llegará claramente.

Aprender a escuchar nuestro cuerpo, tiene que ver con sentir, gustos, latidos, olores, sensaciones que no sé qué son, y confiar en que esto es importante, no taparlo con otras cosas, no ignorarlo.

Escuchar a nuestro cuerpo es bajar mucho, mucho el nivel de actividad mental, respirar profundo, abrir un oído interno.

Es nuestra parte animal. Así como si fuera **una parte tuya que tiene otro entendimiento**, debemos tener la paciencia para escuchar nuestro cuerpo.

Espero que no te moleste la metáfora con el animal, pero para mí es algo muy bonito y que hacemos poco. Bajar los ritmos, para acariciar nuestro cuerpo, con placeres. El parto nos pide eso.

Poca o nada actividad mental intelectual. Solo deja que de todo eso se ocupe tu pareja, si tienes o el resto de la red que tengas creada.

Como en el parto con Aryan, mi marido quería ir por un camino que era más estresante para mí, por tener más gente, aunque para él era más practico porque evitaba una calle de tierra con baches, en el momento le dije lo que me pasaba, sin emocionalidad, evitando caer en emociones negativas y lo solté, dejé que él hiciera su parte sin meterme.

Yo con contracciones en el coche, era la primera vez que salía de casa para tener un bebé y no quería cortar el trance.

Se lo dije y solté, confiando que todo es parte del proceso. Él, apenas pudo, salió de ese camino y entendió lo que me pasaba.

Al decirle que no me gustaba el camino, estaba escuchando a mi cuerpo, y confiando en mi red. Lo que me permitía seguir en el trance del parto.

CAPITULO 6

EL PARTO COMO REESTRUCTURADOR DE LA
CONCIENCIA.

CONECTAR Y LIMPIAR CON NUESTRA
LLEGADA AL MUNDO.

EL PARTO COMO REESTRUCTURADOR DE LA CONCIENCIA.

El embarazo y el parto son momentos donde nuestra química corporal tiene grandes variaciones.

Luego de parir, nuestros pensamientos dejan de ser auto centrados para incorporar como parte de nuestro ser a otro ser, que viviremos como un pedacito de nuestro corazón en el exterior de nuestro cuerpo.

 Cuerpo, mente y espíritu, dejarán de estar auto centrados en necesidades propias para dar la vida por otro ser que viviremos como propio, aunque en el momento de nacer empieza ese proceso de crecimiento donde cada día es más y más independiente.

Este proceso, el de sentir al hijo como parte de uno, a nivel corporal, vive su máxima expresión cuando estamos embarazadas.

Luego del parto, ese bebé lo vivimos como si fuera una parte nuestra, tan profundamente que lo defendemos con nuestra vida.

Instintivamente. Desde nuestras creencias y experiencias consideraremos toda una serie de acciones y no acciones para proteger a ese bebé.

Hay veces, que los partos son tan violentados por las personas que lo asisten, que las madres y los bebés quedan tan dañados a nivel emocional, físico y espiritual, que luego afecta el vínculo entre ambos.

Podemos hacernos una idea del proceso que vivimos a nivel energético, corporal, mente inconsciente, consciente y el cambio radical que existe en el parto.

El parto, es un poco la muerte de nuestro estado anterior.

El parto, el nacimiento, es el otro extremo de la muerte, a las mamás nos pasan muchas cosas a nivel interno, alegría, por la llegada del nuevo ser, tristeza, por la finalización de la vida anterior, la que conocemos, porque la nueva nos genera incertidumbres.

Desde mi punto de vista un parto, natural, respetado, atravesado con empoderamiento y herramientas, da el margen emocional para atravesar estas cuestiones de forma consciente, escuchando nuestras preguntas internas.

Si hemos tenido un parto donde las intervenciones, el destrato, nos han generado miedo, lo que nos hace entrar en el estado de supervivencia, generando que nos cerremos y el parto inducido haya ocasionado heridas en nuestro cuerpo, en el bebé, vamos a sentir amplificada esa tristeza de la que hablábamos.

Sumada a toda la experiencia traumática, estas sensaciones quedaran aparcadas, ejerciendo influencias debido a que habrá cuestiones inmediatas físicas que atender, un bebé que en el mejor de los casos estará "solamente" estresado, al que habrá que aprender a escuchar y comprender.

Por lo que estas sensaciones aparcadas, aparecerán intermitentemente apenas tengamos un momento de calma, en el mejor de los casos, en otros aparecerá sumado a todo el proceso de integración con el bebé, como un manto, un color que tiñe esa realidad y le afecta. Lo que suelen llamar depresión posparto.

Por eso, un parto natural, respetado y consciente, sumado a una red de personas conscientes que nos hagan de soporte emocional y físico, nos ayudará a integrar e incorporar todo el proceso completo de una forma mucho más sana. Haciendo que nuestro puerperio sea más fácil de asimilar.

(Te recomiendo la lectura de "La maternidad y el encuentro con la propia sombra" de Laura Gutman, así como toda su literatura, muy esclarecedora de procesos de la maternidad, yo tuve contacto con la visión de Laura Gutman después de mi 3º parto, fue esclarecedor en un montón de aspectos, confirmando las decisiones que había tomado por instinto y metiéndome de lleno en otras.)

Tengo muchos hermanos, mi mamá pasó por muchos partos.

Cuando yo nací, mi madre, ya había tenido tres partos, muy seguidos, luego de 6 años, llegué yo.

La matrona, que le controlaba el embarazo la trataba muy mal, ella sufría mucho esos maltratos, era otra época y simplemente lo soportaba.

Tuve la gran suerte de nacer en el turno en que esta mujer no estaba. Fue un parto rápido de cuatro horas, muy bien, parto natural y sin muchas intervenciones.

Mi llegada al mundo fue en un clima bastante sano, nací en 4 horas. Los partos de mis hijos también llevaron 4 horas y fueron partos muy sanos.

A nivel terapéutico, estoy convencida de que las llegadas al mundo de las madres, es decir los partos de sus madres, influyen en la creencia inconsciente de "cómo son los partos", condicionando los partos de estas mujeres.

Como si la información que guardamos en nuestro inconsciente, de nuestros partos influyera en las sensaciones y creencias que moldearan nuestra actitud en los partos.

Las creencias modelan nuestra realidad, no es lo mismo si crees que los doctores son seres que te van a ayudar y te relajas ante su presencia, que si crees que los doctores son personas de las que no confías por lo cual no pisas ni un hospital, evidentemente en este último escenario te sentirás en peligro y no te relajarás.

Entonces, revisar las creencias respecto al parto, los hospitales, los médicos, los partos en casa, etc. nos ampliara la gama de opciones para decidir.

No nos limitaremos con las opciones que nuestras creencias imponen y esto nos aportará una seguridad interna que siempre es en beneficio del parto, porque sentiremos que lo que está pasando es parte de nuestras decisiones, por lo cual nos sentiremos parte activa de lo que está pasando.

Así si has tenido una llegada al mundo dolorosa, en un parto complicado, la memoria inconsciente de ese sufrimiento puede condicionar tu parto.

Lo que te propongo es que te pongas en contacto con tu madre si es posible y hablen de tu llegada al mundo.

Percibe cómo te sientes con ese relato. Lo importante es que registres tu emoción cuando lo escuchas, cómo lo transmite tu madre, etc.

Piensa que desde los años 40 o 50 hasta hoy, las intervenciones médicas han sido muy depredadora de los partos, realizando auténticas barbaridades.

Si tu llegada al mundo no ha sido buena, tengo buenas noticias, puedes trabajar esa información en tu cuerpo a través del cambio de creencia.

Dejaré un ejercicio en el capítulo 8 para que cambies esas emociones con respecto al parto.

De esta manera, estarías:

- **Cambiando una creencia** (Trabajando con la mente)

-**Para cambiar las emociones** (Trabajando con el cuerpo)

- **La confianza en que esto es así**, es (trabajar con el espíritu).

Información Transgeneracional- Información a través

de genes.

Hay algunos estudios hechos con ratas que demuestran que, a través de los genes, no solo transmitimos información de nuestro cuerpo físico, sino que también se transmiten aprendizajes que son relevantes para la supervivencia de la especie, a esto se le llama **epigenética**, es cuando se transmite información relevante de medioambiente, aunque no necesariamente se vean afectados los genes.

Hay un estudio, en el cual a unas ratas se le ponían a comer unas bayas de las cuales eran de distintos colores, a las de color rojo, le agregaron una toxina que las enfermaba.

En la 1º generación, las ratas dejaron de comer esas bayas, se produjo el aprendizaje de que las bayas rojas enfermaban, lo curioso fue que luego de la 5º generación al separar las ratas, madre e hijos, antes de que se produzca aprendizaje sus descendientes comían todas las bayas menos las rojas.

Se había transmitido la información del aprendizaje sin contacto por parte de las generaciones anteriores que lo habían aprendido.

Por ejemplo, la bisabuela tiene una historia de malos partos, la abuela también, la madre también, la nieta tanto por la transmisión de la información genética como oral: la transmisión de la creencia: "En mi familia tenemos malos partos", tiene posibilidades de condicionarse a tener un mal parto.

Desde la descodificación Biológica, que es una de las disciplinas que he estudiado, trabajamos mucho con la terapia transgeneracional, esto es reconocer y liberar creencias o informaciones de experiencias de nuestros ancestros que pueden estar afectándonos.

Así en el capítulo 8 encontrarás un ejercicio, para generar un recurso interno frente a las experiencias transgeneracionales de tus antepasados con respecto al parto, para que todas las mujeres de tu clan estén asistiéndote virtualmente, para tener un parto sano y feliz.

La experiencia de nuestra llegada al mundo está guardada en cada una de nuestras células, por eso es importante trabajar esa experiencia desde distintas disciplinas, yo te ofrezco las herramientas que tengo, pero tú puedes buscar las propias para ser consciente de tu nacimiento y transformar esa experiencia en un aprendizaje rico que te ayudará muchísimo.

CAPITULO 7

VISUALIZACIÓN,

La puerta de entrada al cuerpo y la mente.

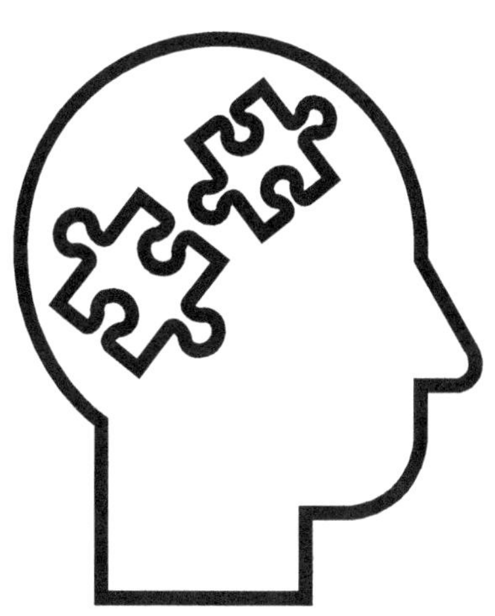

¿Quieres que tu cuerpo reaccione algo?, visualízalo!

Ahora imagínate lo siguiente, estas en una playa tropical, las olas son suaves, la brisa marina invita a relajarte y en tu mano tienes la siguiente fruta:

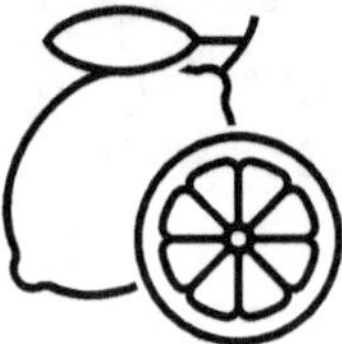

la mitad de un jugoso ...limón y lo muerdes!

Siente como te lo metes en la boca y lo saboreas...

¡A Ha!

¿Qué te ha pasado? ¿Tu boca empezó a salivar? ¿Te dio impresión morder el limón? ¿Se te erizaron los bellos de los brazos?

Esto sucede con la visualización, es la comunicación con nuestro cuerpo, siempre y cuando lo acompañemos con sensaciones.

La clave de entrada a nuestro inconsciente biológico es a través de nuestros sentidos y los símbolos, la forma de generar experiencias nuevas en éste es a través de la visualización sensorial.

Visualización sensorial y física cuántica.

Es curiosa la intuición, muchas veces utilizamos herramientas por instinto y luego, con el tiempo entendemos la explicación científica de lo que hacíamos.

Cuando tenía 20 años y quede embarazada de Paulita, use estas herramientas de visualización afectando a mi campo cuántico, sin saber que realmente estaba creando la opción que quería en la realidad.

Luego de investigar y darme cuenta de que la manera natural era la mejor para mi parto, sentí profundamente en mi interior el deseo de que fuera así.

 Me sorprendía, deleitándome con imágenes de partos sanos y naturales.

 Lo recreaba en mi mente todo el tiempo y sentía alegría.

Sin saber bien a donde iba," la vida", me fue llevando por una corriente que se alineo con mi deseo.

Ahora, luego de leer la obra de Joe Dispensa, por ejemplo, que habla de la física cuántica y el funcionamiento de nuestro cerebro, entiendo que la unión de mi clara decisión de tener un parto natural, con la sensación hermosa de vivirlo y visualizarlo, cada día, provocó que el 1º parto fuera natural como yo quería.

Desde la física cuántica, el campo cuántico es el campo donde existen todas las opciones de realidad, miles millones. Accedemos a esta mediante el trabajo energético y emocional. Por lo que es importante la visualización sensorial.

En los siguientes partos he repetido la formula.

NO fueron partos similares, cada uno fue particular, en distintas décadas, en distintas localizaciones y distintas edades, no es lo mismo parir a los 20 que a los 40. Lo que me convertía en primeriza cada 9 años.

En los 3 partos me sentí primeriza, porque afrontaba situaciones nuevas y distintas, entonces tenía estas herramientas que me ayudaron mucho a traspasar el parto, a tener la paciencia de encontrar esos momentos justos.

Aunque, claramente, como cualquier madre, me enfrentaba a la incertidumbre, usaba mis herramientas para gestionarla.

Con respecto a la física cuántica y cómo podemos usar herramientas de ésta para gestionar la realidad, te recomiendo la lectura de Joe Dispensa, empezar con el libro "Deja de ser Tú", te puede ayudar mucho.

La importancia de visualización radica en que, como nuestro inconsciente biológico, funciona automáticamente, tiene unas instrucciones iniciales, que con la repetición y el entrenamiento se convierten en automática, cuando se dan las situaciones que los ha programado, funcionan solas.

El parto es algo parecido, necesita intimidad, espacio, respeto, para parir, también recordar que tu misma tienes todas las instrucciones necesarias.

 Pero hasta ahora en los hospitales y clínicas las instrucciones la dan el médico, muchas veces lo conocemos en ese momento y nos va dando las directrices en el momento y sin tomar en cuenta lo que realmente está pasándonos a nivel interno, emocional.

El empoderamiento, sumado al trabajo interno, como la visualización te devuelve las instrucciones.

Ahora con la visualización puedes devolverle el poder a tu cuerpo para restaurar las instrucciones que trae desde hace miles de años y tu empoderamiento hará que las respetes.

A continuación, te dejo unas pautas que me han servido, para trabajar con la visualización:

1- ***Tener clara decisión de lo que quiero.***

   En esta parte es donde podemos sentarnos y estudiar todas las opciones de parto que existen y como nos sentimos con cada una de ella, ir filtrando en qué tipo de parto nos sentimos mejor, imaginarnos, tratando de limpiar los sentimientos de miedo y limitación. Limpiarlos, no quiere decir negar los miedos o las limitaciones, sino todo lo contrario, enfrentarnos a ellas, ponerlas enfrente, hablarlas y escucharlas, procesarlas, transformarlas.

   Hasta que tengamos lo más claro posible, libre de miedos y limitaciones, lo máximo que podamos, la decisión de cómo nos gustaría traer al mundo a nuestro bebé en un entorno feliz.

(Siempre dejaremos un espacio para contemplar, que nos enfrentamos a algo desconocido y es normal sentir un poco de miedo, pero no puede ser paralizante ni estresante, tiene que ser manejable, sino tenemos que seguir viéndolo, escuchándolo, hasta que el monstruo se convierta en un monstruito al que podemos decirle: Siéntate ahí que tengo faena por delante y este obedezca. 😊)

2- *Sentirlo profundamente.*

Una vez, tenemos la imagen clara de cómo queremos nuestro parto, una vez nos informamos de los procedimientos y elegimos determinado tipo de parto, lo pasaremos nuevamente por el tamiz de las emociones.

Ya sabemos lo que queremos, ahora nos sentaremos a regodearnos diariamente la felicidad de realizar un parto como nosotras queremos, más que los procedimientos en sí lo que trataremos de *visualizar y sostener son las sensaciones de alegría de sentirnos respetadas, de estar muy conectadas con nuestro cuerpo, de estar conectadas con el equipo que elegimos y nos acompaña.*

También visualizaremos y sentiremos que bien nos sentimos al darnos cuenta de que, pudiendo pasar algo distinto a lo planeado, tenemos la habilidad y poder de adaptarnos para que, el objetivo final, que es un parto sano, un nacimiento sano, bebé sano, madre sana, todo eso se concrete.

Sentir la felicidad post nacimiento y la alegría de sentir a tu bebé mamando y tranquilo en tus brazos.

3- Visualizarlo con la sensación presente de que ya existe.

Visualizaremos las imágenes con la sensación interna de que está pasando en el presente. Nuestro cerebro inconsciente vive en un eterno presente, cuando tu recuerdas algo accedes a ese presente eterno, por eso te conectas con sabores, olores, etc.

Por eso, cuando hagas estas visualizaciones, puede ser al despertar o al acostarte, puedes poner un aceite esencial rico, un perfume, para provocar que tus neuronas asocien el perfume a este bienestar.

Entre otras cosas, será más fácil cada vez que visualices, sentir esa alegría.

También, puedes llevarlo al parto, en el bolso si vas al hospital o poner en el lugar del parto, o ponerte el mismo aceite en tus manos, muñecas para sentir ese estado, en el preparto.

Son *anclajes* que te servirán a entrar en el espacio de bienestar que habías creado anteriormente.

4- *Soltarlo, no controlarlo. No controlar las opciones de cómo puede llegar o salir.*

Una vez, tienes clara la decisión de cómo parir, la visualizas, la sientes, la vibras en todo tu cuerpo, te sientes feliz y alegre por esto, es hora de *soltarlo*. Dejar que la vida te sorprenda con lo que va a venir.

Te puedes seguir informando al respecto, pero la sensación de haber entregado el resultado es lo que tienes que sostener.

Solo saber que ya está hecho.

Seguro te has enfrentado a un examen alguna vez, hay muchas maneras de hacerlos, la que me ha resultado siempre a mi es: estudiar hasta la noche anterior, cerrar el libro y descansar a la noche, no volver a estudiar hasta el examen.

El cerebro necesita estas pausas para asimilar la información.

Esto es algo parecido, quizás es la parte más difícil para muchas de nosotras que no practicamos ninguna disciplina espiritual, porque no confiamos en nada que no sea algo que controlemos.

Pero aquí está la clave de todo, practica esto: Suelta tu deseo, puedes si quieres, imaginarte que se lo entregas a una entidad, si eres religiosa, como Jesús o Buda, o si no crees en nada al universo, a tu parte espiritual, tu yo superior, etc.

Deja que lo que sea se manifieste.

Enraizar, la conexión con la Madre Tierra.

Esta técnica de visualización que encontrarás más adelante, en el capítulo 8, fue especialmente importante en mi vida en general, pero en particular en el parto.

Desde que aprendí a enraizarme, la importancia de hacerlo y los beneficios, es raro que no lo haga todos los días.

Consiste en visualizar raíces que salen del chacra base hasta el centro de la tierra en el cual el extremo se engancha y queda ahí anclado.

Al hacer respiraciones profundas con este método de visualización uno siente literalmente como la energía negativa, el mal humor, la negatividad, el miedo baja como una corriente a través del cuerpo y se libera en ese anclaje hasta el centro de la tierra, donde, como sabemos nuestra Madre Tierra, maravillosa, transforma, recicla todo.

Dejaré el ejercicio completo en el capítulo 8, pero quiero contarte que este ejercicio me ha servido muchísimo para respirar en el parto, para calmar mis ansiedades y emociones, es genial para entregar cosas que no entendemos y que nos afectan, como las emociones que nos generan, injusticias, malentendidos, desacuerdos.

Luego de entregar lo negativo, soltarlo, vienen ideas, insight, entendimientos, con mucha más consciencia, apertura, amor y hasta soluciones.

Yo utilizo esta técnica muchísimo, suelo hacerlo cuando me baño, porque me ayuda a visualizar el recorrido del agua, ¡también a sentir como salgo de la ducha limpia por dentro y fuera!

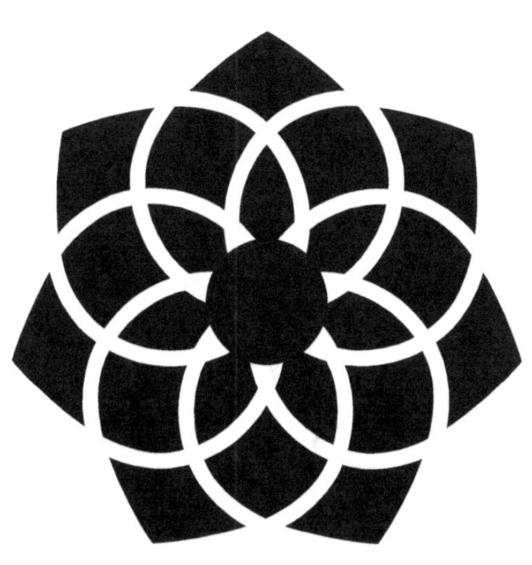

EJERCICIOS, VISUALIZACIONES PARA VOLVER A CASA.

Estas propuestas terapéuticas, son las que utilizo en la consulta con mis clientes y las que he utilizado en mis embarazos y partos.

Para mí, cada parto es una necesaria puesta a punto para recibir una nueva vida.

Se puede pensar idílicamente que se está lista para recibir un bebé, pero para mí es obligado revisar lo que nos va pasando en el embarazo.

No es momento de hacer terapia profunda, dado que estamos en un estado de apertura interna, suelen salir nuestros conflictos más profundos.

Dada la importancia de lo que está sucediendo en nuestro cuerpo, creando una nueva vida y la carga del cuerpo físico, energético y espiritual, no es momento de ponernos a hacer terapias profundas, ya que nos pueden afectar en el embarazo.

En cambio, lo que es muy saludable que hagamos es atajar todas esas emociones que nos van surgiendo, escucharlas y darles un nuevo cauce.

Aportar muchos **recursos internos.**

Esta es la idea de los ejercicios que vas a encontrar a continuación, crear un espacio interno, donde puedas escuchar tus emociones, reconocerlas y darles una nueva interpretación, una nueva visión, una nueva etiqueta en tu cerebro, así tu inconsciente biológico tiene más y nuevas opciones para gestionar el parto.

Actos Simbólicos.

En este capítulo, encontrarás también algunos actos simbólicos.

La importancia de los actos simbólicos radica en que, al igual que la visualización, son una manera de acceder a nuestro inconsciente de forma efectiva.

Nuestro inconsciente entiende mucho más rápido los símbolos que las explicaciones extensivas e intelectuales, que necesitan un procesamiento mayor.

Los símbolos entran rápidamente, solo es cuestión de ver un stop en la ruta para entender que hay que parar, en cambio si alguien te muestra un cartel que diga "Tienes que parar" Tardarás un poco más en entenderlo.

Los actos simbólicos son una técnica que los pueblos originarios de todo el mundo sabían que funcionaban, por lo que realizaban rituales, con simbología para distintos momentos de sus vidas.

Por ejemplo, salir a cazar y preparar a los hombres para realizar una faena fuerte e importante para la comuna.

También como sociedad occidental, usamos mucho los actos simbólicos, pero no le damos el valor que tienen, es decir podríamos usarlos mucho más, ya que es una comunicación directa con un parte de nosotros que estamos olvidando, la primitiva, ancestral, pero que a la vez está muy presente en nuestro día a día. Nuestro inconsciente.

Audios de las meditaciones.

Estas meditaciones las puedes encontrar en mi canal de You Tube: **Empodérate de tu parto o en el canal de Tamara Chekaloff**

También la puedes grabar con tu propia voz y escucharlas para meditar.

Prepara el lugar donde realizar tus ejercicios.

Es importante que prepares el lugar donde vas a realizar los ejercicios, anclando la intención de que este lugar será donde tú realices la comunicación profunda con todo tu ser.

Es fácil, es simple, recuerda que todo lo simple y fácil es el camino para seguir hacia uno mismo.

Siéntate en un lugar que te de tranquilidad, seguridad, donde no te interrumpan.

Puedes poner aromas que te ayuden a entrar en relajación, con un difusor de aceites esenciales con lavanda por ejemplo que induce a la relajación. También puedes quemar algún incienso, a mí me gusta mucho el palo santo.

Enraizarte con la Madre Tierra,

conexión con el universo.

Siéntate con la espalda recta, puede ser en una silla o donde te sientas más cómoda.

Apoya las plantas de los pies en el suelo, siente la planta de los pies bien apoyados en el suelo, abre los dedos de los pies,

Mueve un poquito las nalgas, relaja tus caderas,

Cierra los ojos,

Conéctate con tu respiración, sin forzarla, solo siente como el aire entra y sale por tu nariz, suavemente.

Lleva la atención al centro de tu cabeza, detrás de tus ojos,

Siente como entra y sale el aire por la nariz, como si fueran olas de mar, suavemente sin forzar la respiración,

Pon tu atención en el centro de tu cabeza, detrás de tus ojos,

Respira,

relaja tu mandíbula, respira,

Relaja tus labios que se abren un poquito, apenas se tocan,

Relaja tus mejillas, relaja tus cienes, relaja tus ojos,

Suelta,

Relaja tu cuero cabelludo, relaja tu cuello,

Suelta,

Relaja tus hombros, relaja tu espalda, relaja tu pecho, relaja tus brazos, relaja tus codos, relaja tus ante brazos, relaja tus muñecas, relaja las palmas de las manos, relaja tus dedos,

Suelta, respira,

Relaja tus senos, relaja tus órganos interiores, pulmones, intestinos, cavidades internas, corazón, relaja.

Relaja tu sacro, relaja tus caderas, relaja tus nalgas, relaja tus pantorrillas, relaja tus tobillos, suelta y relaja tus pies, relaja tus dedos del pie.

Relaja, respira.

Siente a tu útero, siente tu bebé,

Cuéntale que vas a hacer una limpieza en tu energía,

Respira,

Sigue respirando,

Cerca de sacro, en la base de la espalda, hacia adentro está nuestro centro energético, nuestro chacra
base,

Este es como un disco de energía que gira y es color
rojo, esta energía es infinita,

Respira,

Visualiza como de este disco de energía roja, sale un
tubo hacia el centro de la tierra,

Es un tubo de energía roja, lo puedes visualizar como
una raíz si quieres, de las plantas de tu pie, de los
chacras de color rojos también sale sus respectivas
raíces o tubos,

Respira, siente como estas tres raíces bajan atravesando las capas de la tierra,

Mientras tú permaneces respirando, sintiendo tu
respiración,

Las raíces bajan más y más, visualiza tu nombre escrito tres veces en las raíces,

Siente lo que se produce en tu cuerpo, con cada respiración,

La respiración suave y natural,

Finalmente, las raíces llegan al centro de la tierra, al núcleo,

Visualiza el centro de la tierra, puede ser una bola de roca, o de magma o de energía cristal, como lo sientas, visualiza como las raíces se enlazan al núcleo, mientras tu permaneces en tu cuerpo respirando, siente las descargas de energía negativa que salen a través de las raíces, siente como esa energía se va transformando a medida que va atravesando las raíces,

Respira y siente,

Visualiza como esa energía sale limpia por el núcleo de la Tierra y vuelve a ti, purificada, lista para usar nuevamente.

Respira y siente tu cuerpo con ese bienestar,

Ahora, visualiza que, en el centro del universo, hay una fuente de energía divina, pura, sanadora, con las características que necesitas, exactamente para ti,

Visualiza que desde ese centro maravillosos de luz infinita hay un haz de luz que baja hacia ti,

Respira,

Visualiza como esta energía llega como un tubo que penetra en ti y alrededor tuyo tu campo energético, tu aura,

Respira,

Siente como esta energía divina entra en cada una de tus células, entra por la coronilla y todo a tu alrededor,

Como un scanner,

Pasa por toda tu cabeza y a tu alrededor, pasa por tu cara, cuello, pecho, hombros, brazos, manos, tronco, por dentro y fuera de tu cuerpo hasta llegar al sacro,

Respira,

Se unen la energía que viene del cielo y el canal a la tierra,

Siente como la energía divina baja hasta el centro de la tierra y la energía de la tierra sube hasta el centro divino del universo,

Respira,

Pon tus manos en tu corazón, aquí se unen la energía divina y la energía de la tierra,

Pide, desde la conexión con la Tierra y el Cielo, restablecer, conectar, recordar la sabiduría interna que tu cuerpo tiene, para tener un parto feliz, respetado, conectado.

Respira en esta sensación maravillosa, de conexión, poder, alegría, liviandad, anclaje.

Suelta toda expectativa, sabiendo profundamente que todo está hecho.

Permite que tu día se desarrolle en esta conexión,

Cuando lo necesites tomate un ratito para recordar esta conexión,

Disfruta esta conexión, está aquí para ayudarte a decidir, a soltar, a disfrutar, es tu conexión con tu parte divina y con la Madre Tierra.

Respira suavemente y de a poco, muy poquito,

Pon la conciencia en tus manos, en tus pies, muéve-
los suavemente, ve tomando contacto con la habitación.

Abre los ojos, respira suavemente.

Pon tus manos en tu corazón y agradece tres veces.

Limpiar miedos. Revisar las creencias.

Para limpiar los miedos iremos a la raíz de estos, en
general detrás de los miedos hay creencias que nos
llevan a sentirlo.

Por ejemplo, la creencia de que el parto es doloroso
o la creencia de que el dolor es negativo, algo que
hay que evitar a toda costa y como los partos **"son
dolorosos",** todo nuestro sistema reacciona desde
ahí, ¿cómo salir de ese circuito cerrado?

Siempre me han dicho que los miedos hay que en-
frentarlos, pero nunca supe, hasta que encontré herramientas, cómo hacerlo, ¿Como te enfrentas al
miedo?

Mi técnica es la siguiente, hay muchas, pero esta es la que me sirvió a mí, te la facilito para que la pruebes.

1) Identificar el miedo:

    En la visualización del parto, presta atención a las sensaciones corporales, ahí sentirás el miedo, saldrá como una liebre que salta detrás de los arbustos.

2) Escríbele al miedo a mano y manuscrita

Carta al miedo:

Lo que te propongo para trabajar tus miedos es identificar lo que está detrás.

Entonces hay que ver cuál es la creencia que está detrás del miedo. Escribir las creencias e ir una por una identificando el origen.

 Pueden venir de las experiencias de parto familiar, experiencias hospitalarias negativas, traumas etc.

Te propongo que una vez que identificas el miedo, le escribas una carta, como si, el miedo, fuera un mensajero que te trae una información y tu acusas el recibo, le dices, por ejemplo: "Hola Miedo, me pasa contigo que me siento así…. Es por esto, por aquello", agradécele finalmente, te sorprenderás de lo que puede salir.

Cuando la tengas, cuando veas el origen, por ejemplo "Mi parto anterior fue traumático"

Has una carta para aceptar eso que paso, o esa creencia que viene desde la familia, reconoce los aspectos positivos de esa situación y acepta los negativos, aceptar es dejar de luchar contra eso, dejar de negarlo, aceptarlo es simplemente entender que, ha pasado, reconocer el dolor, nombrarlo, también ver los aspectos positivos de la situación para dejarlo ir.

3) **Elegir cambiar la creencia**

Luego de haber hecho esto, a mí me encanta quemar las cartas o tirarlas al mar, soltarlas en forma de pedacitos minúsculos en el campo, dejar ir todo eso.

Para incorporar una creencia en el lugar anterior, escribo una carta a" mi yo" que va a tener el parto, mi yo del futuro, contándole lo bonito del parto que va a vivir, lleno de herramientas, recursos, alegrías, disfrutes.

Esta carta, la guardo perfumadita entre mis cosas, es mi regalo para mí misma.

Te propongo que, una vez removidas las creencias negativas, hagas una carta con la creencia que la sustituye, ponle un aroma distinto a cada una será el mensaje directo para tu inconsciente del cambio de creencia, inclusive cuando no te acuerdes que lo hayas hecho, pero lo huelas, el inconsciente reaccionará desde ahí.

Transgeneracional.

Las informaciones transgeneracionales, son las creencias que se van perpetuando dentro de la familia, por ser resultados de situaciones muy fuertes, por lo que quedan grabadas en nuestro sistema, tanto a nivel cultural familiar, es decir se va transmitiendo la información oralmente, son esas historias que nos cuenta la abuela, nuestra madre, etc.

También hay transmisión de información a nivel celular, hay estudios que muestran que las informaciones de vital supervivencia quedan grabadas en el ADN y transmitidas genéticamente. Esta transmisión puede ser en muchos aspectos de la vida.

La información, muchas veces nos condiciona y nos aleja de vivir nuestra vida con decisiones o experiencias propias, por eso este ejercicio te va a ayudar a reconocer la creencia para que puedas ampliar las opciones eligiendo con más libertad.

Como la visualización del enraizamiento, ésta, está en mi canal de you tube: **empodérate de tu parto**

o la puedes grabar tu misma y luego escucharla.

Conectando con el linaje femenino.

Siéntate con la espalda recta, puede ser en una silla o como te sientas más cómoda.

Siéntate apoyando las plantas de los pies en el suelo, el peso de tus pies en la Tierra abre los dedos de los pies,

Mueve un poquito las nalgas, abriendo suavemente, sin forzar, los isquiones, que son los huesitos de la base de la cadera.

Cierra los ojos,

Conéctate con tu respiración, sin forzarla, solo siente como el aire entra y sale por tu nariz, suavemente.

Lleva la atención al centro de tu cabeza, detrás de tus ojos,

Siente como entra y sale el aire por la nariz, como si fueran olas de mar, suavemente sin forzar la respiración,

Pon tu atención en el centro de tu cabeza, detrás de tus ojos,

Respira,

Relaja tus labios que se abren un poquito, apenas se tocan,

Relaja tus mejillas, relaja tus cienes, relaja tus ojos,

Suelta,

Relaja tu cuero cabelludo, relaja tu cuello,

Suelta,

Relaja tus hombros, relaja tu espalda, relaja tu pecho, relaja tus brazos, relaja tus codos, relaja tus ante brazos, relaja tus muñecas, relaja tus palmas de la mano, relaja tus dedos, siente tus uñas,

Suelta, respira,

Relaja tus senos, relaja tus órganos interiores, pulmones, intestinos, cavidades internas, corazón, relaja.

Relaja tu sacro, relaja tus caderas, relaja tus nalgas, relaja tus pantorrillas, relaja tus tobillos, suelta y relaja tus pies, relaja.

Ahora, te voy a invitar a que visualices un bello lugar, donde vas a recibir a todas las mujeres de tu linaje, este será un encuentro en alegría, amor.

Siente cada detalle del lugar, puede ser una playa paradisiaca, un lugar muy bello en el campo, en el bosque.

En este lugar habrá una importante reunión, se reunirán todos los aspectos sanos y sabios de tus antepasadas.

Este es el motivo de la visita. Cada una de tus antepasadas, las conozcas o no te va a traer un regalo y a disfrutar contigo aportándote sabiduría y amor.

Siente el aroma del lugar, siente la tibieza del sol acariciando tu piel, siente la calidez en la palma de tus pies,

Has preparado un banquete abundante y precioso para tus ancestras, es una mesa larga, para que entren todas, tiene un bello mantel, delicatesen, rica comida, frutas, pasteles, en este lugar maravilloso.

Mientras esperas que lleguen te percatas de que en el lugar hay un espejo, precioso y te ves en su reflejo, te asombra tu cara de felicidad, te ves bella radiante con un bello vestido.

Tomas conciencia de que hay una especie de puerta iluminada por donde van llegando las invitadas, ves que llega tu madre, muy bella iluminada, te percatas en los atuendos tan bonitos, de colores o de color blanco, están preciosas y con alegría en la cara por la reunión,

En un costado hay una mesa muy adornada con un cartel que dice: "Regalos de sabiduría para …" ¡Son regalos para ti!

Al entrar tu madre, te abraza y te deja este bello regalo de sabiduría: CONFIANZA EN TI MISMA.

Y se sienta en el banquete,

Luego entra tu abuela, te abraza y deja su regalo en tu mesa: FORTALEZA INTERNA.

Y se sienta en el banquete,

Luego entra tu Bisabuela, te abraza y deja su regalo en tu mesa: CONEXIÓN CON TU SER INTERIOR.

Y se sienta en el banquete,

Luego entra tu Tatarabuela, te abraza y deja su regalo en tu mesa: ALEGRIA Y DISFRUTE.

Y se sienta en el banquete,

Así una a una todas tus antepasadas van pasando y dejándote regalos, para utilizar en tu embarazo y parto,

Acércate a la mesa de los regalos y vas abriendo uno a uno, al abrirlo sale un color junto con la sensación que este aporta: CONFIANZA EN TI MISMA, puede ser de color verde, siéntelo en tu cuerpo, respira y deja que actúe.

Así ve con cada uno de los regalos que te han traído tus ancestras.

Tomate tu tiempo, para sentirlos y sentirte agradecida.

Cuando lo sientas y tengas integrados todos los regalos, festeja con ellas, agradéceles los regalos, siente como una parte de ti es como ella y otra parte es única, salúdalas y despídete de ellas, sabiendo que siempre estarán ahí cuando las necesites, sabiendo que tus experiencias serán únicas y que tomarás de tus ancestras todo lo bueno que ellas tienen para dar.

Vuelve de a poco a tomar conciencia de tu cuerpo, siente esa alegría que te ha dejado este feliz encuentro.

Siente tus manos, mueve un poco los dedos, siente tu cuerpo en la habitación y vuelve poco a poco a tomar conciencia de la habitación y de tu cuerpo.

Descansa un poco,

¡abre los ojos a tu nueva realidad!

Conecta tu parto con el cuerpo y la consciencia.

Este es un acto simbólico muy lindo, consiste en que le escribas a tu cuerpo una carta y escuches las respuestas de este.

El ejercicio consiste en que realices un diálogo de preguntas hacia tu cuerpo, sintiendo las respuestas.

Como comentamos antes el inconsciente entiende y procesa rápidamente los símbolos, este acto simbólico está pensado para que establezcas comunicación con tu cuerpo, sientas cuáles son tus ideas de un parto feliz y cómo lo siente tu cuerpo.

1) Necesitarás 2 sillas, un papel, lápiz, goma, un sobre.

2) Pon una silla frente a otra, Una de las sillas ponle un almohadón o algo que la haga un poco más elevada, representará *la consciencia*, que a nivel propioceptivo está más alto en el espacio.

Silla A, TU CONSCIENCIA, La silla más alta, aquí sentirás tu parte consciente que quiere un parto sano, feliz, en qué condiciones etc.

Silla B, TU CUERPO, esta silla más baja, representa el lugar de tu cuerpo, la idea es que escribas desde esta silla siendo y sintiendo tu cuerpo,

4) Sentada en la silla A, respira profundamente, conéctate con tu parte consciente. Escribe una carta donde le cuentas a tu cuerpo, el parto que quieres vivir relata el parto que te gustaría, incluyendo emociones, sensaciones, en qué condiciones etc.

Cuando lo tengas bien redactado, dóblala, métela en un sobre.

5) **Te convertirás en cartero.**

Desde tu parte consciente, dejarás el sobre en un lugar neutral, ninguna de las 2 sillas, una mesa, por ejemplo, te retiras de ahí, y vas a tomar un vaso de agua, te pones una canción de 5 minutos, das una vuelta por la casa, cantas una canción, cualquier cosa que te desconecte de la silla A.

Pasado 5 minutos fuera de la silla A, vas a donde has dejado el sobre y te "pones" imaginariamente el uniforme de cartero. Coges el sobre, vas a la silla B, dices "¡correo!" y dejas la carta en la silla.

Vuelves a donde recogiste la carta, (La mesa) y te imaginas que dejas el uniforme del correo.

6) Recoges la carta de la silla B, te sientas suavemente, respiras sintiendo tu cuerpo, sintiendo la recepción del mensaje, abres el sobre y lo lees primero en voz alta, lentamente, sintiendo el mensaje.

   Respira suavemente sintiendo la recepción del mensaje.

7) Luego lo lees en voz más baja, casi susurrando.

8) Finalmente Léelo para tus adentros, en silencio. Cierra los ojos y siente como tu cuerpo acepta el mensaje, lo integra.

9) Responde a la **consciencia**, agradece si te sientes bien con el parto.

10) Puede ser que haya algún aspecto del parto que estando en la silla B, se siente incómodo

o raro, si es así, comunícalo a tu consciencia en la misma carta, escribe lo que sientes, pon respuesta y ve escribiendo lo que sientas.

11) Luego, ya sea que sucede el punto 10 o 11, has lo mismo que antes, pon la carta en el sobre, déjala en la mesa, desconecta 5 minutos y vuelve a la mesa, ponte el traje de cartero, deja la carta en silla A.

12) Siéntate en la silla A, respira, abre la carta y lee lo que te ha respondido tu cuerpo, entre los dos, cuerpo y consciencia están integrando un parto sano,

13) Lee la carta integrando la respuesta del cuerpo desde la silla A. Primero en voz alta, luego en voz baja, luego para tu interior.

14) Agradece a tu cuerpo, energía y ser y disfruta de este gran día,

15) Celebra este acto simbólico de alguna manera, con una comida rica, con un baile, con algo que te haga feliz.

Nota: Este es un ejercicio adaptado para el parto, de uno creado por Christian Fleche, en la bibliografía dejo Información de su obra)

Cambiando la realidad interna de la llegada al mundo.

Como he comentado antes, las células guardan información de nuestras experiencias, la llegada al mundo de nosotras mismas es una fuente importante de información, no solo a nivel sensorial, la cual estará guardada en nuestro inconsciente en forma de fortalezas, en el caso de que hayamos tenido un nacimiento vivido de manera feliz o en forma de miedos o mecanismos de defensas si hemos vivido un nacimiento traumático.

¿Qué podemos hacer con esto que nos pasó?

Lo que podemos hacer es volver a nuestro nacimiento y aportar recursos a mamá y a ti siendo bebé, para cambiar la percepción interna de esa realidad.

Para esto es importante que nos centremos en entregar recursos, para que la realidad interna de tu nacimiento sea más rica.

¡Este ejercicio, te pondrá en contacto con tu parte creativa!

Materiales que necesitaras:

- Lápices de colores, papeles de colores, todo lo que necesites para un collage.

- Papel blanco,

- Lápiz negro.

1) Siéntate en un lugar cómodo, pon música tranquila y un aroma que te guste para que inunde la habitación.

2) Te invito a hacer una historieta, para esto has de realizar unas viñetas (cuadros de acción de la historieta) Donde dibujarás, en este espacio mágico, tu nueva percepción de tu nacimiento.

3) Primero, en la 1º viñetas, has de presentar a los personajes que quieres que participen. Aquí dibujarás y te deleitarás con tu nacimiento ideal, como te gustaría haber nacido. Hazlo bonito y disfruta de la alegría de que esto "ES ASÍ".

4) ¡Crea algo bonito, que te haga feliz! Luego ponlo en un lugar donde lo veas todos los días, cada vez que lo veas agradece la feliz experiencia.

Nota: Para tu cerebro inconsciente "La Realidad" es lo que tu percibas como tal, o sea que, cambiando tu percepción, cambiarás la realidad interna de tu cerebro respecto a esto y tu cuerpo reaccionará desde esta nueva realidad. Recuerda que el inconsciente es la puerta de entrada a tu cuerpo y los actos simbólicos la manera de acceder al inconsciente.

Cuando UNA agradece, sintiéndolo profundamente, le informa al cerebro inconsciente que esto ya sucedió, entonces estamos reprogramando el cerebro con una nueva realidad.

5) Al finalizar el dibujo, has la siguiente declaración:

"Hoy, (Fecha), Yo (Tu nombre), en el lugar (di la ciudad, País, continente), cambio mi percepción interna de mi llegada al Planeta Tierra.

Usando el Ho´ponopono, libero el sufrimiento:

Perdóname, lo siento, te amo, gracias.

Perdóname, lo siento, te amo, gracias.

Perdóname, lo siento, te amo, gracias.

Esta ES la realidad interna de mi nacimiento, siento profundamente la alegría en sus colores y declaro mi nacimiento lleno de alegría y felicidad.

Visualiza tu parto

Este ejercicio lo puedes encontrar en You tube en mi canal: empodérate de tu parto.

Siéntate con la espalda recta, puede ser en una silla o como te sientas más cómoda.

Siéntate apoyando las plantas de los pies en el suelo, el peso de tus pies en la Tierra abre los dedos de los pies,

Relaja tus nalgas, muévelas un poquito para repartir el peso, suavemente.

Cierra los ojos,

Conéctate con tu respiración, sin forzarla, solo siente como el aire entra y sale por tu nariz, suavemente.

Lleva la atención al centro de tu cabeza, detrás de tus ojos,

Siente como entra y sale el aire por la nariz, como si fueran olas de mar, suavemente sin forzar la respiración,

Pon tu atención en el centro de tu cabeza, detrás de tus ojos,

Respira,

Relaja tus mandíbulas, relaja,

Relaja tus encías, dientes, relaja tus labios que se abren un poquito, apenas se tocan,

Relaja tus mejillas, relaja tus cienes, relaja tus ojos,

Suelta,

Relaja tu cuero cabelludo, relaja tu cuello,

Suelta,

Relaja tus hombros, relaja tu espalda, relaja tu pecho, relaja tus brazos, relaja tus codos, relaja tus ante brazos, relaja tus muñecas, relaja tus palmas de la mano, relaja tus dedos, siente tus uñas,

Suelta, respira,

Relaja tus senos, relaja tus órganos interiores, pulmones, intestinos, cavidades internas, corazón, relaja.

Relaja tu sacro, relaja tus caderas, relaja tus nalgas, relaja tus pantorrillas, relaja tus tobillos, suelta y relaja tus pies, relaja.

Ahora vamos a realizar un viaje en el tiempo, vamos a ir a la habitación, al lugar donde va a nacer tu bebé,

Visualízate en esa habitación unos minutos después del parto, visualízate con el bebé en tus brazos, sano, feliz, sintiendo todo su bienestar,

Mira como tu rostro manifiesta alegría, salud, bienestar, estas feliz junto a las personas que te acompañan,

Te sientes en paz, alegre, con mucha energía, todo lo que ha sucedido hace unos minutos fue exactamente lo mejor para que ahora te encuentres así,

Tú, tu bebé, tus acompañantes, todos exactamente como tenían que estar, donde tenían que estar, sientes alegría de la magia que rodeo tu parto,

Te sientes hasta sorprendida por esta sucesión de hechos exactamente como tenían que ser.

Sientes el calorcito de tu bebé en brazos,

Sientes la alegría, la paz que llena la habitación,

Esta alegría, tiene un color, ves como la alegría llena la habitación de un color, sientes un aroma, ese aroma que llena la habitación.

Así con esta alegría, con este color y aroma te impregna tu cuerpo, lo disfrutas, te llenas.

Te llenas de esa sensación, con este color, con este aroma,

Disfruta,

De a poco vas tomando conciencia de tu cuerpo,

Sabiendo que esa sensación, esa alegría, ese color, viene contigo

 vas sintiendo el cuerpo,

y esta sensación maravillosa estará contigo a partir de ahora,

Mueves suavemente tus dedos, muy de a poco, muy de a poquito,

Cuando lo sientas, con todo el tiempo del mundo,

Abres los ojos, quedándote curiosa simplemente curiosa,

Sabiendo que esto es así.

Mi Bendición:

Es una costumbre de Latinoamérica, regalar bendiciones, me gusta mucho, así que para finalizar, como parte de esta red holográfica a la que pertenecemos, quiero desearte:

- ❖ *La fortaleza* para confiar en tu cuerpo,
- ❖ *la alegría* para disfrutar de todo lo que acontezca.
- ❖ *La consciencia* para atravesar los aprendizajes.
- ❖ *El amor incondicional y madurez,* para recibir y acompañar a un ser en esta tierra.
- ❖ *Te deseo que se cree alrededor tuyo una red, rica y nutritiva que llene de amor a cada uno de los integrantes.*
- ❖ *¡Que encuentres tu tribu y que vivas la vida con todos sus matices!*

¡Pero por sobre todo te deseo que disfrutes muchísimo de tu parto!

Para información sobre consultas particulares o cursos escribe a: empoderatedetuparto@gmail.com

BIBLIOGRAFÍA

- *La maternidad y el encuentro con la propia sombra*, Laura Gutman, editorial Planeta, edición, 2014.

- *Biografía Humana, Laura Gutman, editorial Planeta, edición 28/04/2015.*

- Parto Renacido, Michael Odent, editorial Creavida, 2º edición 2005.

- El bebé es un mamífero, Michael Odent, editorial Mandala Ediciones, 02/2005.

- Descodicación Biológica, ginecología y embarazo, Christian Fleche, ediciones Obelisco, 2017.

- Deja de ser tú, la mente crea tu realidad, Joe Dispensa, Ediciones Urano, 2012.